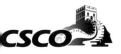

中国临床肿瘤学会（CSCO）
胆道恶性肿瘤诊疗指南
2023

GUIDELINES OF CHINESE SOCIETY O
BILIARY TRACT CANCER

U0287975

中国临床肿瘤学会指南工作委员会　组织编写

人民卫生出版社
·北　京·

图书在版编目（CIP）数据

中国临床肿瘤学会（CSCO）胆道恶性肿瘤诊疗指南 .
2023 / 中国临床肿瘤学会指南工作委员会组织编写.—
北京：人民卫生出版社，2023.8（2023.11重印）
　ISBN 978-7-117-35121-8

　Ⅰ.①中… Ⅱ.①中… Ⅲ.①胆管肿瘤 — 诊疗 — 指南
Ⅳ.①R735.8-62

　中国国家版本馆 CIP 数据核字（2023）第 140376 号

| 人卫智网 | www.ipmph.com | 医学教育、学术、考试、健康,购书智慧智能综合服务平台 |
| 人卫官网 | www.pmph.com | 人卫官方资讯发布平台 |

中国临床肿瘤学会（CSCO）胆道恶性肿瘤诊疗指南 **2023**
Zhongguo Linchuang Zhongliu Xuehui(CSCO)Dandao Exing Zhongliu Zhenliao Zhinan 2023

组织编写 : 中国临床肿瘤学会指南工作委员会	经　销 : 新华书店
出版发行 : 人民卫生出版社（中继线 010-59780011）	开　本 : 787 × 1092　1/32　印张 : 3.5
地　址 : 北京市朝阳区潘家园南里 19 号	字　数 : 94 千字
邮　编 : 100021	版　次 : 2023 年 8 月第 1 版
E - mail : pmph @ pmph.com	印　次 : 2023 年11月第 2 次印刷
购书热线 : 010-59787592　010-59787584　010-65264830	标准书号 : ISBN 978-7-117-35121-8
印　刷 : 北京顶佳世纪印刷有限公司	定　价 : 48.00 元

打击盗版举报电话 : **010-59787491**　E-mail : **WQ @ pmph.com**
质量问题联系电话 : **010-59787234**　E-mail : **zhiliang @ pmph.com**
数字融合服务电话 : **4001118166**　E-mail : **zengzhi @ pmph.com**

中国临床肿瘤学会指南工作委员会

中国临床肿瘤学会（CSCO）
胆道恶性肿瘤诊疗指南

2023

组　　　长　梁后杰　沈　锋　秦叔逵

副　组　长　毕　锋　戴广海　李恩孝　刘基巍
　　　　　　　刘秀峰　钦伦秀　王理伟　朱陵君

秘　书　组　郭　婧　谢赣丰　郑　怡　周　军

专家组成员（以姓氏汉语拼音为序）（ * 为主要执笔人）
　　　　　白　苇　　西安国际医学中心医院消化病医院
　　　　　毕　锋*　四川大学华西医院
　　　　　曹邦伟　首都医科大学附属北京友谊医院
　　　　　陈　骏*　南京大学医学院附属鼓楼医院
　　　　　陈小兵　河南省肿瘤医院
　　　　　程杰军　上海交通大学医学院附属仁济医院
　　　　　戴广海*中国人民解放军总医院第一医学中心

邓　薇　　首都医科大学附属北京友谊医院

方维佳*　浙江大学医学院附属第一医院

顾康生　　安徽医科大学第一附属医院

顾艳宏*　江苏省人民医院

郭　婧*　青岛大学附属医院

郭增清*　福建省肿瘤医院

何　宇　　中国人民解放军陆军军医大学西南医院

何义富　　安徽省肿瘤医院

黄　云　　中南大学湘雅医院

焦　锋　　上海交通大学医学院附属仁济医院

焦　洋　　安徽医科大学第一附属医院

李　俊　　上海市第十人民医院

李　敏　　安徽医科大学第一附属医院

李　勇　　南昌大学第一附属医院

李富宇　　四川大学华西医院

李恩孝 *　西安交通大学第一附属医院

梁　军　北京大学国际医院

梁后杰 *　中国人民解放军陆军军医大学西南医院

廖　峰　中国人民解放军东部战区总医院秦淮医疗区

刘　平　长治医学院附属和平医院

刘基巍 *　大连医科大学附属第一医院

刘先领　中南大学湘雅二医院

刘小军　甘肃省人民医院

刘秀峰 *　中国人民解放军东部战区总医院秦淮医疗区

刘颖斌　上海交通大学医学院附属仁济医院

柳　江　新疆维吾尔自治区人民医院

柳家荣　平煤神马集团总医院

娄长杰　哈尔滨医科大学附属肿瘤医院

卢　进　四川省肿瘤医院

陆菁菁 *　北京和睦家医院

陆荫英　　中国人民解放军总医院第五医学中心

栾　巍　　内蒙古自治区人民医院

罗　嘉　　湖南省肿瘤医院

吕红英　　青岛大学附属医院

马　虹*　华中科技大学同济医学院附属协和医院

马惠文　　重庆大学附属肿瘤医院

欧娟娟　　中国人民解放军陆军军医大学西南医院

彭永海*　中国人民解放军联勤保障部队第九〇〇医院

钦伦秀*　复旦大学附属华山医院

秦宝丽　　辽宁省肿瘤医院

秦叔逵*　南京天印山医院

秦艳茹　　郑州大学第一附属医院

丘　辉　　北京大学肿瘤医院

邱文生*　青岛大学附属医院

仇金荣　　中国人民解放军海军军医大学东方肝胆外科医院

沈丽达　云南省肿瘤医院

石　焕　山东省肿瘤医院

寿佳威　浙江大学医学院附属邵逸夫医院

谭　广　大连医科大学附属第一医院

滕　赞　中国医科大学附属第一医院

田伟军　天津医科大学总医院

王　斌　吉林省肿瘤医院

王　坚　上海交通大学医学院附属第六人民医院

王　欣　云南省第一人民医院

王　馨　厦门大学附属中山医院

王阿曼　大连医科大学附属第一医院

王理伟 *　上海交通大学医学院附属仁济医院

王文玲　贵州医科大学附属肿瘤医院

吴田田　北京大学国际医院

吴胤瑛　西安交通大学第一附属医院

夏　锋　　中国人民解放军陆军军医大学西南医院
向丽莎　　四川大学华西医院
谢　琳　　云南省肿瘤医院
谢赣丰 *　中国人民解放军陆军军医大学西南医院
许瑞莲　　深圳市人民医院
杨树军 *　河南省肿瘤医院
殷保兵 *　复旦大学附属华山医院
殷先利　　湖南省肿瘤医院
应杰儿 *　浙江省肿瘤医院
张　倜　　天津医科大学肿瘤医院
张翠英　　内蒙古自治区人民医院
张永杰　　淮安市第二人民医院
赵　达　　兰州大学第一医院
赵海涛　　北京协和医院
郑　怡 *　浙江大学医学院附属第一医院

郑振东　中国人民解放军北部战区总医院
周　航　遵义医科大学附属医院
周　俭　复旦大学附属中山医院
周　军[*]　北京大学肿瘤医院
周　俊　同济大学附属东方医院
周　琪　重庆市涪陵中心医院
周　云　河南省人民医院
周福祥　武汉大学中南医院
周建炜　河南省人民医院
朱　青　四川大学华西医院
朱陵君[*]　江苏省人民医院

基于循证医学证据、兼顾诊疗产品的可及性、吸收精准医学新进展，制定中国常见肿瘤的诊断和治疗指南，是中国临床肿瘤学会（CSCO）的基本任务之一。近年来，临床诊疗指南的制定出现新的趋向，即基于诊疗资源的可及性，这尤其适合于发展中国家，以及地区差异性显著的国家和地区。中国是幅员辽阔、地区经济和学术发展不平衡的发展中国家，CSCO 指南需要兼顾地区发展差异、药物和诊疗手段的可及性及肿瘤治疗的社会价值三个方面。因此，CSCO 指南的制定，要求每一个临床问题的诊疗意见根据循证医学证据和专家共识度形成证据类别，同时结合产品的可及性和效价比形成推荐等级。证据类别高、可及性好的方案，作为 I 级推荐；证据类别较高、专家共识度稍低，或可及性较差的方案，作为 II 级推荐；临床实用，但证据类别不高的，作为 III 级推荐。CSCO 指南主要基于国内外临床研究成果和 CSCO 专家意见，确定推荐等级，以便于大家在临床实践中参考使用。CSCO 指南工作委员会相信，基于证据、兼顾可及、结合意见的指南，更适合我国的临床实际。我们期待得到大家宝贵的反馈意见，并将在指南更新时认真考虑、积极采纳合理建议，保持 CSCO 指南的科学性、公正性和时效性。

中国临床肿瘤学会指南工作委员会

目录

CSCO 诊疗指南证据类别

证据特征			CSCO 专家共识度
类别	水平	来源	
1A	高	严谨的 meta 分析、大型随机对照研究	一致共识 (支持意见 ≥ 80%)
1B	高	严谨的 meta 分析、大型随机对照研究	基本一致共识 (支持意见 60% ~ < 80%)
2A	稍低	一般质量的 meta 分析、小型随机对照研究、设计良好的大型回顾性研究、病例 - 对照研究	一致共识 (支持意见 ≥ 80%)
2B	稍低	一般质量的 meta 分析、小型随机对照研究、设计良好的大型回顾性研究、病例 - 对照研究	基本一致共识 (支持意见 60% ~ < 80%)
3	低	非对照的单臂临床研究、病例报告、专家观点	无共识，且争议大 (支持意见 < 60%)

CSCO 诊疗指南推荐等级

推荐等级	标准
Ⅰ级推荐	**1A 类证据和部分 2A 类证据** CSCO 指南将 1A 类证据，以及部分专家共识度高且在中国可及性好的 2A 类证据，作为 Ⅰ 级推荐。具体为：适应证明确、可及性好、肿瘤治疗价值稳定，纳入《国家基本医疗保险、工伤保险和生育保险药品目录》的诊治措施
Ⅱ级推荐	**1B 类证据和部分 2A 类证据** CSCO 指南将 1B 类证据，以及部分在中国可及性欠佳，但专家共识度较高的 2A 类证据，作为 Ⅱ 级推荐。具体为：国内外随机对照研究，提供高级别证据，但可及性差或者效价比不高；对于临床获益明显但价格较贵的措施，考虑患者可能获益，也可作为 Ⅱ 级推荐
Ⅲ级推荐	**2B 类证据和 3 类证据** 对于某些临床上习惯使用，或有探索价值的诊治措施，虽然循证医学证据相对不足，但专家组意见认为可以接受的，作为 Ⅲ 级推荐

CSCO 胆道恶性肿瘤诊疗指南 2023
更新要点

6 胆道恶性肿瘤的系统治疗

6.1 胆道恶性肿瘤的一些定义

增加了胆道恶性肿瘤转化治疗和新辅助治疗的定义，边界可切除、不可切除胆道恶性肿瘤的定义

6.4 晚期胆道恶性肿瘤的一线治疗方案

增加了吉西他滨 + 顺铂 + 帕博利珠单抗（1A 类 Ⅰ级）

一线治疗方案中 GAP/GCN 方案增加注释适用于胆囊癌（2B 类 Ⅱ级至 1A 类 Ⅱ级）

6.5 晚期胆道恶性肿瘤的二线治疗方案

增加德喜曲妥珠单抗用于 HER2 阳性人群（2A 类 Ⅱ级）

增加普拉替尼 / 塞普替尼用于 *RET* 融合突变人群（2B 类 Ⅱ级）

将艾伏尼布由 1A 类 Ⅱ级调整为 Ⅰ级

删除 infigratinib

1 胆道恶性肿瘤的筛查和诊断 [a, d]

1.1 胆囊癌（GBC）的筛查和诊断

临床评估	I 级推荐	II 级推荐	III 级推荐
高危人群 [b] 的筛查	超声 [c] 血清 CEA 和 CA19-9 [e]		
超声发现有可疑肿块或血清 CEA 和 / 或 CA19-9 升高	腹盆部多期增强 CT 或 MRI、胸部 CT（平扫或增强）[d] 病理组织学和 / 或细胞学检查 [f]	PET/CT 如果发现有肿块，不需要活检，应该进行切除。建议在切除前行诊断性腹腔镜检查 [g]	

1.2　胆管癌（CC）的筛查和诊断

临床评估	Ⅰ级推荐	Ⅱ级推荐	Ⅲ级推荐
高危人群[h]的筛查	超声[c] 血清 CEA 和 CA19-9[e]		
超声发现可疑占位 / 胆管扩张或血清 CEA 和 / 或 CA19-9 升高	腹盆部多期增强 CT 或 MRI、胸部 CT（平扫或增强）[d] 磁共振胰胆管成像（MRCP） ERCP 脱落细胞检查[f]	PET/CT	

【注释】
a 胆道恶性肿瘤（biliary tract carcinoma，BTC）较为少见，主要包括胆囊癌（gallbladder cancers，GBC）和肝内外胆管癌（cholangiocarcinomas，CC），约占所有消化系统肿瘤的 3%[1-3]。BTC 绝大多数为腺癌，侵袭性强，发现时多为晚期，预后极差，5 年存活率低于 5%[4]。目前，BTC 全球发病率呈现上升趋势，以亚洲国家最为常见。

b GBC 的危险因素包括胆囊结石、胆囊息肉（单独的和有症状的息肉 >1cm）、慢性胆囊炎、肥胖、糖尿病等。胆结石合并慢性炎症是 GBC 最常见的危险因素。胆囊壁的钙化（瓷胆囊）是胆囊慢性炎症的结果，高达 22% 的钙化胆囊发生癌变。但最近报道表明，胆囊钙化患者发生胆囊癌的风险为 7%~15%，低于预期。

c 超声是无创检查，可以直观探查胆道壁厚度、有无扩张及增大、腔内肿块以及胆道管腔是否通畅等情况，是 BTC 的首选检查方法，可用于初步诊断及长期随访。对于具备癌前病变的高危人群，可进行超声监测。胆囊息肉大小是与恶性风险最相关的因素。当胆囊息肉直径 >20mm 时，应在分期完成后按胆囊癌处理。对于直径 6~9mm 的胆囊息肉，推荐超声监测（每 6 个月复查 1 次，持续复查 5 年，5 年后每年 1 次），当发现息肉增大到 10~20mm 时予以切除[5]。

d 胆道肿瘤影像学诊断性检查

（1）一般原则（适用于胆道肿瘤影像学检查）

1）对于胆道肿瘤的影像学诊断和随诊手段，推荐采用胸部 CT（平扫或增强）、腹盆部 CT 平扫及动态增强和 / 或腹部 MRI 平扫及动态增强和 MRCP，以评估肿瘤本身，并对肿瘤可切除性和远处转移进行评估。

2）PET/CT 灵敏度有限而特异度较高，在其他检查结果存疑时可以采用。在术前进行常规 PET/CT 检查没有得到前瞻性临床试验结果的支持[6-9]。

（2）胆囊癌的影像学检查推荐[10-12]

1）胆囊癌的早期检出仍然困难，一般是在外科手术或病理学检查时偶然被发现。

2）如果术前诊断怀疑胆囊癌，应检查腹部（包括盆腔）多层多时相增强 CT 或增强 MRI 或 MRCP，以及平扫或增强胸部 CT；以对远处转移和周围血管受累情况进行评估。MRI

一般可更好地评估胆囊内肿物及其是否累及胆道。

3）因为常合并淋巴管播散，应仔细评估淋巴结情况，尤其是肝门、胃左和主动脉 - 腔静脉间淋巴结。

（3）肝内及肝外胆管癌的影像学检查推荐[10-11]

1）手术切除方案根据肿瘤位置和范围决定。

2）术前须进行准确的影像分期，检查应采用腹盆部 CT 平扫及动态增强和 / 或腹部 MRI 平扫及动态增强和 MRCP。多期增强 CT 或增强 MRI 薄层扫描应着重显示胆管树、肝动脉和门静脉及其与肿瘤之间的解剖关系。腹部 MRI 平扫及动态增强可更好地显示和评价肝内肿块型胆管癌。MRCP 在显示胆道系统受累范围更有优势。对于肝门部胆管癌，由于其复杂性，推荐完善上述多种影像学评估并相互参照。

3）推荐行平扫或增强胸部 CT 检查，进行分期。

4）影像学分期检查应尽量安排在活检或胆汁引流之前进行。

5）当胆管扩张存在但 CT 或者 MRI 未见肿物时，超声内镜或者 ERCP 有可能帮助显示病变，并可同时进行组织取样及解除胆汁梗阻。

6）肿瘤的随诊影像学方法应包括平扫或增强胸部 CT 检查、腹部及盆腔的增强 CT 或增强 MRI。

7）当存在疑似或确定肝内胆管癌的诊断时，增强延迟相有帮助。

e 血清癌胚抗原（CEA）和 CA19-9 对于 CC 的诊断、疗效和转移复发监测有一定意义，与超声检查相结合，可以作为高危人群的初步检查手段，但是灵敏度和特异度都比较低[13]。

f 病理组织学和 / 或细胞学检查是确诊 BTC 的金标准[11]。获得病理组织学或细胞学标本的方法包括直视下手术活检、胆汁中脱落细胞学检查以及穿刺活检术等。ERCP 下刷检脱落细胞检查是 CC 首选的病理学诊断方法。但灵敏度较低，当结果为阴性或不能明确时，可以考虑 ERCP 引导的活检或超声内镜引导的细针穿刺。

g 对于影像学上发现可疑肿块的患者，推荐手术。在大多数病例中，活检是不必要的，建议在最终切除前行诊断性腹腔镜检查[14]。在选定的患者中，如果病理证实为癌症，在相同的情况下，可能有必要先进行胆囊切除术（包括术中冰冻切片），然后再进行明确的切除。

h 根据部位，CC 又分为肝内胆管癌（intrahepatic cholangiocarcinoma，ICC）和肝外胆管癌（extrahepatic cholangiocarcinoma，ECC），其危险因素包括原发性硬化性胆管炎（PSC）、肝硬化、肝吸虫、肥胖、Lynch 综合征、慢性乙 / 丙型病毒性肝炎、胆石症、胆管形态异常和炎症性肠病等[1]。

参考文献

［1］ BENAVIDES M, ANTON A, GALLEGO J, et al. Biliary tract cancers: SEOM clinical guidelines. Clin Transl Oncol, 2015, 17: 982-987.

［2］ HUNDAL R, SHAFFER EA. Gallbladder cancer: Epidemiology and outcome. Clin Epidemiol, 2014, 6: 99-109.

［3］ BRAY F, FERLAY J, SOERJOMATARAM I, et al. Global cancer statistics 2018: GLOBOCAN estimates of incidence and mortality worldwide for 36 cancers in 185 countries. CA Cancer J Clin, 2018, 68 (6): 394-424.

［4］ KHAN SA, THOMAS HC, DAVIDSON BR, et al. Cholangiocarcinoma. Lancet, 2005, 366 (9493): 1303-1314.

［5］ NAVANEETHAN U, NJEI B, VENKATESH PG, et al. Endoscopic ultrasound in the diagnosis of cholangiocarcinoma as the etiology of biliary strictures: A systematic review and meta-analysis. Gastroenterol Rep (Oxf), 2015, 3 (3): 209-215.

［6］ CORVERA CU, BLUMGART LH, AKHURST T, et al. 18F-fluorodeoxyglucose positron emission tomography influences management decisions in patients with biliary cancer. J Am Coll Surg, 2008, 206 (1): 57-65.

［7］ JIANG L, TAN H, PANJE CM, et al. Role of ^{18}F-FDG PET/CT imaging in intrahepatic cholangiocarcinoma. Clin Nucl Med, 2016, 41 (1): 1-7.

［8］ BRANDI G, VENTURI M, PANTALEO MA, et al. Cholangiocarcinoma: Current opinion on clinical practice diagnostic and therapeutic algorithms: A review of the literature and a long-standing experience of a referral center. Dig Liver Dis, 2016, 48 (3): 231-241.

［9］ LAMARCA A, BARRIUSOJ, CHANDER A, et al. ^{18}F-fluorodeoxyglucose positron emission tomography ([18]FDG-PET) for patients with biliary tract cancer: Systematic review and meta-analysis. J Hepatol, 2019, 71 (1): 115-129.

［10］ VOGEL A, BRIDGEWATER J, EDELINE J, et al. Biliary tract cancer: ESMO clinical practice guideline for diagnosis, treatment and follow-up. Ann Oncol, 2023, 34 (2): 127-140.

［11］ BENSON AB, D'ANGELICA MI, ABRAMS T, et al. NCCN Guidelines® Insights: Biliary Tract Cancers, Version 2. 2023. J Natl Compr Canc Netw. 2023,21(7):694-704.

［12］ FURLAN A, FERRIS JV, HOSSEINZADEH K, et al. Gallbladder carcinoma update: Multimodality imaging evaluation, staging, and treatment options. AJR Am J Roentgenol, 2008, 191 (5): 1440-1447.

［13］ STROM BL, MAISLIN G, WEST SL, et al. Serum CEA and CA19-9: Potential future diagnostic or screening tests for gallbladder cancer ?. Int J Cancer, 1990, 45: 821-824.

［14］ AGARWAL A K, KALAYARASAN R, JAVED A, et al. The role of staging laparoscopy in primary gall bladder cancer—an analysis of 409 patients: A prospective study to evaluate the role of staging laparoscopy in the management of gallbladder cancer. Ann Surg, 2013, 258 (2): 318-323.

1.3 胆道恶性肿瘤（BTC）的病理诊断

内容	I 级推荐	II 级推荐	III 级推荐
活检标本（细胞学或组织学）：病理诊断[a]	据最新版《WHO 消化系统肿瘤分类》尽量明确病理诊断、病变性质	对于肝内胆管癌，还应注意与转移性腺癌的鉴别诊断。可借助液基细胞、特殊染色、免疫组化、分子病理（FISH）等技术进一步明确诊断	
根治标本：病理取材[b]	胆道肿瘤的分类、肿瘤数量、大小、位置、质地、浸润范围、切缘情况、淋巴结和远处转移等进行详细记录和取材	肝内胆管癌大体分型分为肿块型、管周浸润型和管内生长型；按 7 点取材法肿瘤取材；淋巴结检出枚数尽可能 ≥ 6 枚 肝门部胆管癌和胆囊癌同样推荐淋巴结检出枚数尽可能 ≥ 6 枚。远端胆管癌为 ≥ 12 枚	

内容	Ⅰ级推荐	Ⅱ级推荐	Ⅲ级推荐
根治标本： 病理诊断标准[c]	尽量明确肿瘤分类（ICC、PHCC、DCC、GBC）和病理类型	关注 ICC（小胆管型和大胆管型）、IPN-b 或 MCN 恶变、胶样癌、未分化癌、腺鳞癌、伴有肉瘤样变的胆管癌、神经内分泌癌等少见病理类型及其占比	关注周围正常胆管癌前病变或基础肝胆疾病
根治标本： 病理诊断规范[d]		肿瘤根治标本病理报告中，应诊断出肿瘤病理学类型、组织学亚型、分化程度、肿瘤大小、肿瘤浸润范围与程度、血管侵犯、神经侵犯、手术切缘、淋巴结转移、肝内和远处转移情况 ICC 应当对微血管侵犯（MVI）进行病理诊断	根据 AJCC 第 8 版与临床医师共同进行肿瘤分期

胆道恶性肿瘤（BTC）的病理诊断（续）

内容	Ⅰ级推荐	Ⅱ级推荐	Ⅲ级推荐
免疫组化与分子病理[e]	病理鉴别诊断困难时，可行免疫组化： 胆道腺癌：CK7、CK19 通常阳性，而 CK20 通常阴性 细胆管癌：CD56+ 鳞状细胞癌：P40+，P63+ 神经内分泌癌：Syn+、CgA+	免疫组化：c-MET、EGFR、HER2、MLH1、MSH2、MSH6、PMS2 对于 ICC 推荐进行 FISH（*FGFR2*）、测序（*IDH1/2*）和二代测序	FISH（*cMET*，*HER2*，*NTRK1-3*）、测序（*BRCA1/2*，*BRAF*） MSI/dMMR

【注释】

a 胆道肿瘤的活检病理标本主要来源于引流胆汁脱落细胞、ERCP 引导下的胆道细胞刷检、胆道镜活检、细针穿刺（FNA）或体外 B 超或 CT 引导下经皮穿刺活检组织。依据第 5 版《WHO 消化系统肿瘤分类》[1-2]，对上述活检的细胞或组织做出准确的病理诊断，对于肿瘤的诊断和治疗常具有决定性意义。因此应当尽量明确病变性质，有条件可借助液基细胞、特殊染色、免疫组化、分子病理（如 FISH 倍体检测等[3]）技术，进一步明确诊断肿瘤病理性质、亚型、分化程度等。肝脏是其他恶性肿瘤常见转移的脏器之一，在病理活检标本诊断肝内胆管癌时，特别要注意与来源于其他脏器的转移性腺癌进行鉴别诊断。目前，有常用的免疫组化指标可以帮助鉴别，必要时需要结合临床或与临床医师开展 MDT 讨论，帮助鉴别肿瘤起源。即使如此，仍有部分病例在病理上难以鉴别起源。此部分内容作为 II 级推荐。

b 胆道系统解剖学结构较复杂，因此病理取材是胆系手术根治标本病理诊断规范的重要部分。首先应当对胆道肿瘤的类别（ICC、PHCC、DCC、GBC）进行区分。如肉眼区分困难，应进行精细化解剖和取材，通过在显微镜下观察，帮助判断肿瘤分类。此外，对于肿瘤数量、大小、位置、质地、与胆管腔的关系、浸润范围、切缘情况、淋巴结和远处转移等进行详细记录和充分取材。ICC 的大体分型分为肿块型、管周浸润型和管内生长型，且各型之间存在肿瘤起源、病因、影像学特征、组织学改变和基因变异等方面的差异[4]，肝内胆管癌病理诊断专家共识（2022 版）中，推荐肿块型 ICC 按 7 点取材法肿瘤取材，管周浸润型 ICC 则推荐沿胆管长轴剖开取材，以明确肿瘤与胆管的关系[5]。推荐 ICC、PHCC 和 GBC 淋巴结检出数尽可能 ≥ 6 枚，而 DCC 尽可能 ≥ 12 枚[6-7]。

c 依据第 5 版《WHO 消化系统肿瘤分类》进行病理诊断[1-2]（详见附录 8.5、8.6）。关注 ICC（小胆管型和大胆管型）。其中小胆管型 ICC 多发生于肝脏外周部，多为肿块型，管腔小，黏液分泌少，包括细胆管癌（cholangiolocarcinoma）和伴有胆管板畸形的 ICC（ICC with ductal plate malformation pattern）。而大胆管型 ICC 多发生于肝脏中央部，多含管周浸润型，可伴有黏液分泌，类似于 PHCC。另外也需关注 IPN-b 或 MCN 恶变、胶样癌、未分化癌、腺鳞癌、伴有肉瘤样变的胆管癌、神经内分泌癌等少见病理类型及其占比，以及周围正常胆管的癌前病变或基础疾病。

d 胆道恶性肿瘤根治标本病理报告中，应诊断出肿瘤病理学类型、组织学亚型、分化程度、肿瘤大小、肿瘤在胆管和 / 或胆囊中的分布、肿瘤浸润程度、血管侵犯、神经侵犯、手术切缘、淋巴结转移、肝内和远处转移情况。其中对于 ICC，推荐按肝内胆管癌病理诊断专家共识（2022 版），常规区分大、小胆管亚型[5]。以上作为 Ⅱ 级推荐。

e 免疫组化在胆管癌的病理鉴别诊断中有帮助，胆道腺癌（CK7、CK19 通常阳性，而 CK20 通常阴性），细胆管癌（CD56+），鳞状细胞癌（P40、P63+），神经内分泌癌（Syn、CgA+），以上作为 Ⅰ 级推荐。另外，免疫组化可以检测部分靶向治疗或免疫治疗的靶点，包括 c-MET、EGFR、HER2、MLH1、MSH2、MSH6、PMS2 等。MLH1、MSH2、MSH6、PMS2 蛋白表达检测可以确定 MMR 状态，还可以做 MSI 等分子检测。对于 ICC，尤其是肿块型 ICC 推荐加做 *FGFR2* 断裂探针 FISH 检测[8]和 *IDH1/2* 一代测序[9, 10]，或者进行二代测序检测。以上作为 Ⅱ 级推荐。未进行二代测序检测患者，也可以开展 FISH 检测：*c-MET*、*HER2*、*NTRK1-3*，一代测序：*BRCA1/2*、*BRAF* 等。

参考文献

[1] PARADIS V, FUKAYAMA M, PARK YN, et al. Tumours of liver and intrahepatic bile ducts.//WHO Classification of Tumours Ediforial Board.World Health Organization Classification of Tumours: Diogestive system tumours 5th ed. Lyon: IARC Press, 2019: 215-294.

[2] KLIMSTRA DS, LAM AK, PARADIS V, et al. Tumour of the gallbladder and extrahepatic bile ducts.//WHO Classification

of Tumours Ediforial Board. World Health Organization Classif ication of Tumours:Diogestive system tumours. 5th ed. Lyon: IARC Press, 2019: 265-294.

［3］ BARR FRITCHER EG, VOSS JS, BRANKLEY SM, et al. An optimized set of fluorescence in situ hybridization probes for detection of pancreatobiliary tract cancer in cytology brush samples. Gastroenterology, 2015, 149 (7): 1813-1824.

［4］ KIM SA, LEE JM, LEE KB, et al. Intrahepatic mass-forming cholangiocarcinomas: Enhancement patterns at multi-phasic CT, with special emphasis on arterial enhancement pattern-correlation with clinicopathologic findings. Radiology, 2011, 260 (1): 148-157.

［5］《肝内胆管癌病理诊断专家共识 (2022 版)》编写专家委员会 . 肝内胆管癌病理诊断专家共识 (2022 版). 中华病理学杂志 , 2022, 51 (9): 819-827.

［6］ ALOIA T, TIMOTHY MP, TAOULI B, et al. Intrahepatic bile ducts.//Mahul BA. AJCC cancer staging manual. New York: Springer, 2017: 295-302.

［7］ KRASINSKAS A, PAWLIK TM, MINO-KENUDSON M, et al. Distal bile duct. I//Mahul BA. AJCC cancer staging manual. New York: Springer, 2017: 317-325.

［8］ ARAI Y, TOTOKI Y, HOSODA F, et al. Fibroblast growth factor receptor 2 tyrosine kinase fusions def ine a unique molecular subtype of cholangiocarcinoma. Hepatology, 2014, 59 (4): 1427-1434.

［9］ GOYAL L, GOVINDAN A, SHETH RA, et al. Prognosis and clinicopathologic features of patients with advanced stage isocitrate dehydrogenase (IDH) mutant and IDH wild-type intrahepatic cholangiocarcinoma. Oncologist, 2015, 20 (9): 1019-1027.

［10］ WANG P, DONG Q, ZHANG C, et al. Mutations in isocitrate dehydrogenase 1 and 2 occur frequently in intrahepatic cholangiocarcinomas and share hypermethylation targets with glioblastomas. Oncogene, 2013, 32 (25): 3091-3100.

2 胆道恶性肿瘤的分期

本指南对于 BTC 的分期采用 UICC/AJCC TNM 分期系统（2017 年第 8 版）。

2.1 胆囊癌的 TNM 分期

0 期	T_{is}	原位癌
Ⅰ 期	ⅠA	肿瘤侵犯固有层
	ⅠB	肿瘤侵犯肌层
Ⅱ 期	ⅡA	①腹膜侧肿瘤 ②侵及肌周结缔组织，但没有超出浆膜
	ⅡB	①肝侧肿瘤 ②侵及肌周结缔组织，但没有延伸至肝
Ⅲ 期	ⅢA	穿透浆膜（内脏腹膜）和 / 或直接侵犯肝脏和 / 或其他邻近器官或结构，如胃、十二指肠、结肠、胰腺、网膜或肝外胆管
	ⅢB	①ⅠA~ ⅢA ②转移到 1~3 个区域淋巴结

Ⅳ期	ⅣA	①肿瘤侵犯门静脉或肝动脉，或侵犯 2 个或多个肝外器官或结构 ②没有区域淋巴结转移或转移到 1~3 个区域淋巴结
	ⅣB	①任何 T ②淋巴结转移到 4 个或更多的区域淋巴结 ③无远处转移 或①任何 T；②任何 N；③有远处转移

2.2　肝内胆管癌的 TNM 分期

0 期	T_{is}	原位癌
I 期	I A	无血管浸润的孤立肿瘤 ≤ 5cm
	I B	无血管浸润的孤立肿瘤 >5cm
II 期	II A	孤立的肿瘤有肝内血管侵犯 或没有血管侵犯的多发肿瘤
III 期	III A	肿瘤穿透脏腹膜
	III B	①肿瘤直接侵犯肝外结构 或②任何 T；③有区域淋巴结转移
IV 期	IV	①任何 T；②任何 N；③有远处转移

2.3 肝门部胆管癌的 TNM 分期

0 期	T_{is}	原位癌
Ⅰ 期	Ⅰ	肿瘤局限于胆管，并向上延伸至肌层或纤维组织
Ⅱ 期	ⅡA	①肿瘤侵犯胆管外壁至周围脂肪组织，或肿瘤侵犯邻近肝实质 ②肿瘤侵犯胆管壁外脂肪组织
	ⅡB	①肿瘤侵犯胆管外壁至周围脂肪组织，或肿瘤侵犯邻近肝实质 ②肿瘤侵犯邻近肝实质
Ⅲ 期	ⅢA	肿瘤侵犯门静脉或肝动脉的单侧分支
	ⅢB	肿瘤侵犯门静脉主干或双侧分支或肝总动脉；或单侧二级胆管分支 及对侧门静脉或肝动脉受累
	ⅢC	①任何 T ② 1~3 个阳性淋巴结，主要累及胆囊管、胆总管、肝动脉、胰十二指肠后、门静脉淋巴结
Ⅳ 期	ⅣA	①任何 T ② ≥ 4 个淋巴结转移 ③无远处转移
	ⅣB	①任何 T ②任何 N ③有远处转移

2.4 远端胆管癌的 TNM 分期

0 期	T_{is}	原位癌
Ⅰ 期	Ⅰ	肿瘤侵入胆管壁深度 <5mm
Ⅱ 期	Ⅱ A	①肿瘤侵入胆管壁深度 <5mm ② 1~3 个区域淋巴结转移或肿瘤侵入胆管壁的 5~12mm
	Ⅱ B	①肿瘤侵入胆管壁的 5~12mm ② 1~3 个区域淋巴结转移 或①肿瘤侵入胆管壁及深度 >12mm 或①肿瘤侵入胆管壁及深度 >12mm ② 1~3 个区域淋巴结转移
Ⅲ 期	Ⅲ A	①肿瘤侵犯邻近器官，包括胆囊、胰腺、十二指肠或其他邻近器官，但没有累及腹腔干或肠系膜上动脉 ② ≥ 4 个区域淋巴结转移
	Ⅲ B	①肿瘤侵犯腹腔干、肠系膜上动脉和 / 或常见的肝动脉 ②和 / 或 1~3 个区域淋巴结转移 ③和 / 或 ≥ 4 个区域淋巴结转移
Ⅳ 期	Ⅳ	①任何 T ②任何 N ③有远处转移

3　胆道恶性肿瘤的 MDT 模式

MDT 项目	Ⅰ级推荐	Ⅱ级推荐	Ⅲ级推荐
MDT 学科的构成	肝胆外科（普外科） 肿瘤内科 影像科 病理科 放疗科 肝病科（感染科） 超声科（特诊科）	消化内科 介入科	其他相关学科（营养科、心理科、内分泌科）
MDT 成员要求	高年资主治医师及以上	副主任医师及以上	
MDT 讨论内容 a, b	偶然发现胆囊癌 ⅠB～ⅢA的新辅助化疗使肿瘤降期 出现黄疸的处置 复杂胆道感染的处置	分期腹腔镜 胆道引流的决定	主诊医师认为需要MDT 者（如诊治有困难或争议） 推荐进入临床研究者
MDT 日常活动	固定学科、固定专家、固定时间（建议每1~2 周1 次）；固定场所；固定设备（投影仪、信息系统）	根据具体情况设置	

【注释】

a 对于诊断和分期有困难的，首先参加 MDT。

b 需要转化治疗的或出现免疫相关严重不良反应的，推荐参加 MDT。

4 胆道恶性肿瘤的外科治疗

4.1 胆囊癌的外科治疗

内容	I级推荐	II级推荐	III级推荐
术前评估		术前胸部、腹部和盆腔 CT，排除远处转移尤其是腹主动脉旁淋巴结转移	
手术范围	T_{is} 和 T_{1a} 期行单纯胆囊切除术 [a]	进展期胆囊癌切除范围除了胆囊，还包括周围肝组织 [b]	术前或术中确诊进展期胆囊癌，建议行开放胆囊癌根治术，且根治性手术需要有经验的肝胆外科医师完成
淋巴结清扫 [c]	淋巴结清扫个数 >6个；16 组淋巴结阳性不建议手术	淋巴结清扫范围肝十二指肠韧带 12 组、肝动脉 8 组和胰头周围 13 组	
肝外胆管处理		胆囊管癌或胆囊管切缘阳性，可联合肝外胆管切除 [d]	
联合脏器切除			无远处转移的 T_4 期胆囊癌侵犯周围器官者，可以行联合脏器切除 [e]

胆囊癌的外科治疗（续）

内容	Ⅰ级推荐	Ⅱ级推荐	Ⅲ级推荐
意外胆囊癌 [f]	术中胆囊可疑病灶和淋巴结应送冰冻切片，根据冰冻结果进行分期，决定手术范围	术后病理 T_{is} 或 T_{1a} 期随访；T_{1b} 期以上者，依据分期确定胆囊癌根治范围	

【注释】

a 根治性 R0 切除是治愈原发性胆囊癌的唯一方法，手术需要经验丰富的肝胆外科医师完成[1-2]（3 类）。

b T_{is} 和 T_{1a} 的胆囊癌行单纯胆囊切除即可[3]（1A 类），T_{1b} 期以上的胆囊癌根治术手术范围包括胆囊及胆囊床周围 2cm 的肝实质；T_2 期和 T_3N_0 期肝切除范围 S4b+S5；对于肿瘤浸润肝实质超过 2cm、位于胆囊颈部、侵犯胆囊三角或合并肝十二指肠韧带淋巴结转移者（T_3N_1），需行右半肝或右三叶肝切除术；无远处转移的 T_4 期胆囊癌患者可行包括右半肝或右三叶肝切除的联合脏器切除。肝脏切缘要保证阴性[4-7]（2A 类）。

c 第 16 组淋巴结术中活检，若阳性不建议手术。胆囊癌淋巴结的清扫个数至少 6 个以上[8-10]（2A 类）。

d 为了保证术中胆管切缘阴性，胆囊管癌或胆囊颈部癌 R0 切除必要时加肝外胆管切除，行肝门胆管空肠吻合术[11-13]（2A 类）。

e 远处转移的 T_4 期胆囊癌侵犯周围器官者，可以行联合脏器切除[14-15]。门静脉受累是胆囊癌 R0 切除的唯一障碍，可以考虑联合门静脉切除重建，但是仍有争议[16-17]（2A 类）。

f　对于术中发现的意外胆囊癌，术中行胆囊冰冻切片和可疑淋巴结冰冻切片检查，根据冰冻结果确定 TNM 分期，再根据分期确定手术范围（2A 类）。

参考文献

［1］WERNBERG JA, LUCARELLI DD. Gallbladder cancer. Surg Clin North Am, 2014, 94 (2): 343-360.

［2］DUFFY A, CAPANU M, ABOU-ALFA GK, et al. Gallbladder cancer (GBC): 10-year experience at Memorial Sloan-Kettering Cancer Centre (MSKCC). J Surg Oncol, 2008, 98 (7): 485-489.

［3］WAKAI T, SHIRAI Y, YOKOYAMA N, et al. Early gallbladder carcinoma does not warrant radical resection. Br J Surg, 2001, 88 (5): 675-678.

［4］SASAKI R, TAKEDA Y, HOSHIKAWA K, et al. Long-term results of central inferior (S4a+S5) hepatic subsegmentectomy and pancreatoduodenectomy combined with extended lymphadenectomy for gallbladder carcinoma with subserous or mild liver invasion (pT2-3) and nodal involvement: A preliminary report. Hepatogastroenterology, 2004, 51 (55): 215-218.

［5］MIYAZAKI M, SHIMIZU H, OHTSUKA M, et al. Hepatic S4a+S5 and bile duct resection for gallbladder carcinoma. J Hepatobiliary Pancreatic Sci, 2012, 19 (3): 225-229.

［6］OHTSUKA M, MIYAZAKI M, ITOH H, et al. Routes of hepatic metastasis of gallbladder carcinoma. Am J Clin Pathol, 1998, 109 (1): 62-68.

［7］HORIGUCHI A, MIYAKAWA S, ISHIHARA S, et al. Gallbladder bed resection or hepatectomy of segments 4a and 5 for pT2 gallbladder carcinoma: Analysis of Japanese registration cases by the study group for biliary surgery of the

Japanese Society of Hepato-Biliary-Pancreatic Surgery. J Hepatobiliary Pancreat Sci, 2013, 20 (5): 518-524.

[8] GOETZE TO, PAOLUCCI V. The prognostic impact of positive lymph nodes in stages T1 to T3 incidental gallbladder carcinoma: Results of the German Registry. Surg Endosc, 2012, 26 (5): 1382-1389.

[9] SHIRAI Y, WAKAI T, SAKATA J, et al. Regional lymphadenectomy for gallbladder cancer: Rational extent, technical details, and patient outcomes. World J Gastroenterol, 2012, 18 (22): 2775-2783.

[10] NEGI SS, SINGH A, CHAUDHARY A. Lymph nodal involvement as prognostic factor in gallbladder cancer: Location, count or ratio?. J Gastrointest Surg, 2011, 15 (6): 1017-1025.

[11] SASAKI K, MATSUDA M, HASHIMOTO M, et al. Early cystic duct carcinoma of new classification. Int J Surg Case Rep, 2011, 2 (8): 246-249.

[12] NISHIO H, EBATA T, YOKOYAMA Y, et al. Gallbladder cancer involving the extrahepatic bile duct is worthy of resection. Ann Surg, 2011, 253 (5): 953-960.

[13] FUKS D, REGIMBEAU JM, LE TREUT YP, et al. Incidental gallbladder cancer by the AFC-GBC-2009 Study Group. World J Surg, 2011, 35 (8): 1887-1897.

[14] EBATA T, YOKOYAMA Y, IGAMI T, et al. Review of hepato-pancreato-duodenectomy for biliary cancer: An extended radical approach of Japanese origin. J Hepatobiliary Pancreat Sci, 2014, 21 (8): 550-555.

[15] OTA T, ARAIDA T, YAMAMOTO M, et al. Operative outcome and problems of right hepatic lobectomy with pancreatoduodenectomy for advanced carcinoma of the biliary tract. J Hepatobiliary Pancreat Surg, 2007, 14 (2): 155-158.

[16] MAKER AV, BUTTE JM, OXENBERG J, et al. Is port site resection necessary in the surgical management of gallbladder cancer?. Ann Surg Oncol, 2012, 19 (2): 409-417.

[17] KUROSAKI I, HATAKEYAMA K, MINAGAWA M, et al. Portal vein resection in surgery for cancer of biliary tract and pancreas: Special reference to the relationship between the surgical outcome and site of primary tumor. J Gastrointest Surg, 2008, 12 (5): 907-918.

胆道恶性肿瘤的外科治疗

4.2 肝内胆管癌的外科治疗

内容	Ⅰ级推荐	Ⅱ级推荐	Ⅲ级推荐
手术指征 [a]	排除肝内及远处转移，可切除的病灶建议手术切除		对于边界可切除可穿刺证实后行转化治疗
淋巴结清扫 [b]	检出淋巴结数目不得少于6枚	常规行 8、12 和 13 组淋巴结清扫	
复发再手术 [c]		复发的肝内胆管癌残肝体积 >40%，建议二次手术切除	
肝移植 [d]		肿瘤 <2cm 合并肝硬化的肝内胆管癌肝移植治疗效果佳	

【注释】

a 肝脏的多灶性病变、淋巴结转移及远处转移是肝内胆管癌患者的手术相对禁忌证。对于术前不能明确分期者，可术中行腹腔镜探查[1]（2A 类）。根治性 R0 切除肝脏和胆管切缘均要求阴性[2-5]，胆管切缘距离尚无定论[5]（2A 类）。

b 左肝内胆管癌淋巴结转移途径主要为左膈下、肝蒂和肝胃韧带、胃左和腹腔干淋巴结，右侧淋巴向肝蒂和胰十二指肠周围淋巴结转移，清扫主要是 12、8 和 13 组淋巴结[6]（2A 类）。检出淋巴结数目建议不少于 6 枚。

c 肝内胆管癌复发如果可切除，且残余肝体积 40% 以上，建议二次手术切除[7-8]（2A 类）。

d 对于一些极早期合并肝硬化的肝内胆管癌患者，肝移植治疗疗效佳[9]（2A 类）。

参考文献

[1] JOSEPH S, CONNOR S, GARDEN OJ. Staging laparoscopy for cholangiocarcinoma. HPB (Oxford), 2008, 10: 116-119.

[2] MURAKAMI Y, UEMURA K, SUDO T, et al. Prognostic factors after surgical resection for intrahepatic, hilar, and distal cholangiocarcinoma. Ann Surg Oncol, 2011, 18 (3): 651-658.

[3] RIBERO D, PINNA AD, GUGLIELMI A, et al. Surgical approach for long-term survival of patients with intrahepatic cholangiocarcinoma: A multi-institutional analysis of 434 patients. Arch Surg, 2012, 147 (12): 1107-1113.

[4] CARPIZO DR, D'ANGELICA M. Management and extent of resection for intrahepatic cholangiocarcinoma. Surg Oncol Clin N Am, 2009, 18 (2): 289-305.

[5] FARGES O, FUKS D, BOLESLAWSKI E, et al. Influence of surgical margins on outcome in patients with intrahepatic cholangiocarcinoma: A multicenter study by the AFC-IHCC-2009 study group. Ann Surg, 2011, 254 (5): 824-830.

[6] DE JONG MC, NATHAN H, SOTIROPOULOS GC, et al. Intrahepatic cholangiocarcinoma: An international multi-

institutional analysis of prognostic factors and lymph node assessment. J Clin Oncol, 2011, 29 (23): 3140-3145.

[7] WEBER SM, JARNAGIN WR, KLIMSTRA D, et al. Intrahepatic cholangiocarcinoma: Resectability, recurrence pattern, and outcomes. J Am Coll Surg, 2001, 193 (4): 384-391.

[8] INOUE K, MAKUUCHI M, TAKAYAMA T, et al. Long-term survival and prognostic factors in the surgical treatment of mass-forming type cholangiocarcinoma. Surgery, 2000, 127 (5): 498-505.

[9] SAPISOCHIN G, FACCIUTO M, RUBBIA-BRANDT L, et al. Liver transplantation for "very early" intrahepatic cholangiocarcinoma: International retrospective study supporting a prospective assessment. Hepatology, 2016, 64 (4): 1178-1188.

4.3　肝门部胆管癌的外科治疗

内容	Ⅰ级推荐	Ⅱ级推荐	Ⅲ级推荐
术前评估 [a]	术前联合 CT、MRI、MRCP 进行分型和可切除性评估	应用三维可视化解析门静脉、肝动脉和肝静脉的变异和侵犯与否，制订手术方案	
手术指征 [b]	术中胆管切缘常规冰冻检查；手术范围依据病灶部位确定	大范围肝切除合并肝外胆管切除可提高 R0 切除率	

肝门部胆管癌的外科治疗（续）

内容	Ⅰ级推荐	Ⅱ级推荐	Ⅲ级推荐
淋巴结清扫[c]	检出淋巴结数目不得少于 6 枚	常规行 8、12 和 13 组淋巴结清扫	
血管侵犯[d]		门静脉和肝动脉局部侵犯建议切除重建	
门静脉栓塞（PVE）[e]		剩余残肝体积 <40% 的患者术前建议 PVE	
术前减黄[f]			总胆红素 >200μmol/L 的需大范围肝切除建议术前减黄
肝移植[g]		不能切除且没有远处转移的肝门胆管癌，可考虑行肝移植	

【注释】

a 术前联合 CT、MRI、MRCP 进行分型和可切除性评估[1-2]（2A 类）；应用三维可视化解析门静脉、肝动脉和肝静脉的变异和侵犯与否，制订详细的手术方案[3-5]（2A 类）。

b 依据肿瘤分型选择合适的手术方式：Bismuth Ⅰ 型、肿瘤未侵犯尾状叶胆管开口的 Ⅱ 型患者可行围肝门部胆管肿瘤切除；位于肝管分叉部的 Bismuth Ⅱ 型患者需联合肝脏 S4b 段切除或左、右半肝切除；Ⅲa 型建议行右半肝切除，Ⅲb 型建议行左半肝切除；Ⅳ 型建议行肝中叶切除或扩大左、右半肝切除，同时全尾状叶切除[4, 6]（2A 类）。胆管近端、远端切缘术中需送冰冻证实阴性。胆道重建方式采用胆总管空肠鲁氏 Y 形吻合术。

c 腹主动脉旁淋巴结阳性没有手术指征。淋巴结清扫范围包括肝十二指肠韧带内淋巴结第 12 组、胰头后方淋巴结第 13 组、肝总动脉旁淋巴结第 8 组[7]（2A 类）。

d 术中门静脉或肝动脉的切除重建能达到 R0 切除者，手术可考虑联合切除重建[8-9]（2A 类）。

e 半肝以上切除需要对残余肝体积进行评估，当剩余肝体积小于 30%~40% 时，可行患侧的门静脉栓塞（PVE），对侧体积增大后手术[8-9]（2A 类）。

f 目前减黄有争议，但合并胆管炎、长时间的胆道梗阻、血清总胆红素 >200μmol/L、需要做大范围肝切除主张胆道引流，引流方式依据患者的实际情况选择 PTCD 或者 ERCP，黄疸降至 50μmol/L 以下[10]（2A 类）。

g 肝移植能提高肝门部胆管癌患者的总体生存率，如果肿瘤相对局限、没有远处淋巴结转移和远处转移，患者条件允许，可考虑行肝移植[11-12]（2A 类）。

参考文献

[1] MATSUO K, ROCHA FG, ITO K, et al. The Blumgart preoperative staging system for hilar cholangio-carcinoma: Analysis of resectability and outcomes in 380 patients. J Am Coll Surg, 2012, 215 (3): 343-355.

[2] JARNAGIN WR, FONG Y, DEMATTEO RP, et al. Staging, resectability, and outcome in 225 patients with hilar cholangiocarcinoma. Ann Surg, 2001, 234 (4): 507-517.

[3] WEISS MJ, COSGROVE D, HERMAN JM, et al. Multimodal treatment strategies for advanced hilar cholangiocarcinoma. Langenbecks Arch Surg, 2014, 399 (6): 679-692.

[4] SOARES KC, KAMEL I, COSGROVE DP, et al. Hilar cholangiocarcinoma: Diagnosis, treatment options, and management. Hepatobiliary Surg Nutr, 2014, 3 (1): 18-34.

[5] FANG CH, YOU JH, LAU WY, et al. Anatomical variations of hepatic veins: Three-dimensional computed tomography scans of 200 subjects. World J Surg, 2012, 36 (1): 120-124.

[6] CHENG QB, YI B, WANG JH, et al. Resection with total caudate lobectomy confers survival benefit in hilar cholangiocarcinoma of Bismuth type Ⅲ and Ⅳ. Eur J Surg Oncol, 2012, 38 (12): 1197-1203.

[7] KITAGAWA Y, NAGINO M, KAMIYA J, et al. Lymph node metastasis from hilar cholangiocar-cinoma: Audit of 110 patients who underwent regional and paraaortic node dissection. Ann Surg, 2001, 233 (3): 385-392.

[8] NEUHAUS P, JONAS S, BECHSTEIN WO, et al. Extended resections for hilar cholangiocar-cinoma. Ann Surg, 1999, 230 (6): 808-819.

[9] LEE SG, SONG GW, HWANG S, et al. Surgical treatment of hilar cholangiocarcinoma in the new era: The Asian experience. J Hepatobiliary Pancreat Sci, 2010, 17 (4): 476-489.

［10］ NIMURA Y. Preoperative biliary drainage before resection for cholangiocarcinoma. HPB (Oxford), 2008, 10: 130-133.

［11］ KENNEDY TJ, YOPP A, QIN Y, et al. Role of preoperative biliary drainage of live remnant prior to extended liver resection for hilar cholangiocarcinoma. HPB (Oxford), 2009, 11: 445-451.

［12］ GHALI P, MAROTTA PJ, YOSHIDA EM, et al. Liver transplantation for incidental cholangiocarcinoma: Analysis of the Canadian experience. Liver Transpl, 2005, 11 (11): 1412-1416.

4.4 远端胆管癌的外科治疗

内容	Ⅰ级推荐	Ⅱ级推荐	Ⅲ级推荐
影像学评估 [a]	MDCT 和 MRCP 术前分期和评估有无血管侵犯 对胆管下端良恶性不明者，行超声内镜引导下组织穿刺活检		PET/CT 在临床可疑时排除有无转移
手术指征	R0 切除要求胆管近端切缘阴性	根治性手术主要行胰十二指肠切除 [b]	

内容	Ⅰ级推荐	Ⅱ级推荐	Ⅲ级推荐
淋巴结清扫[c]	腹主动脉旁淋巴结转移不建议手术 检出淋巴结数目至少 12 枚	淋巴结清扫包括肝十二指肠韧带、肝总动脉周围、胰头部周围及肠系膜上动脉右侧淋巴结	
血管侵犯		当门静脉受累是 R0 切除的唯一障碍时，可联合行受侵的门静脉 / 肠系膜上静脉切除重建	肠系膜上动脉受侵是手术相对禁忌证
术前减黄			总胆红素 >380μmol/L 可考虑术前减黄[d] 减黄术根据所在医疗中心自行选择 PTCD 或 ERCP

【注释】

a 术前需要进行初步评估，排除远处转移和可切除性，对于胆管切缘、胰管切缘需进行术中冰冻检查，确认切缘未见肿瘤累及[1]（2A 类）。

b 手术通常需要胰十二指肠切除术[2]（2A 类）。

c 淋巴结清扫范围包括肝十二指肠韧带内淋巴结、胰十二指肠前方和后方的淋巴结，以及肠系膜上动脉右侧淋巴结。为了准确判断 N 分期，建议最少检出淋巴结数目为 12 枚。

d 目前术前减黄仍存在争议，总胆红素 > 380μmol/L 建议行术前减黄，减黄时间以使肝功能显著改善或基本恢复正常为宜[3-5]（2B 类）。

e 对于出现黄疸的无法切除患者，应当进行胆汁引流，建议优先使用 ERBD（金属支架或者塑料支架）内引流，若 ERBD 失败，可行 PTCD 外引流。无条件微创治疗者，可行姑息性胆肠内引流术。

参考文献

[1] NAGORNEY DM, DONOHUE JH, FARNELL MB, et al. Outcomes after curative resections of cholangiocarcinoma. Arch Surg, 1993, 128 (8): 871-877.

[2] NISHIO H, NAGINO M, NIMURA Y. Surgical management of hilar cholangiocarcinoma: The Nagoya experience. HPB (Oxford), 2005, 7 (4): 259-262.

[3] AIKI S, CHIJIIWA K, KOMURA M, et al. Preoperative internal biliary drainage is superior to external biliary drainage in liver regeneration and function after hepatectomy in obstructive jaundiced rats. Ann Surg, 1999, 230 (5): 655-662.

［4］ABDULLAH SA, GUPTA T, JAAFAR KA, et al. Ampullary carcinoma: Effect of preoperative biliary drainage on surgical outcome. World J Gastroenterol, 2009, 15 (23): 2908-2912.

［5］VAN DER GAAG NA, DE CASTRO SM, RAUWS EA, et al. Preoperative biliary drainage for periampullary tumors causing obstructive jaundice; DRainage vs. (direct) OPeration (DROP-trial). BMC Surg, 2007, 7 (3): 1-9.

5 胆道恶性肿瘤的放射治疗

放射治疗分类	Ⅰ级推荐	Ⅱ级推荐	Ⅲ级推荐
新辅助放疗 [a]	鼓励参加临床研究	鼓励参加临床研究	对肝内BTC在如下情况考虑行新辅助放疗：①肝内病灶长径 ≤ 6cm；②肝内病灶及淋巴结转移在手术切除范围内；③无肝内及肝外播散转移（3类）。对于肝外BTC，临床分期在 T_3 以上或者 N_+ 的局部进展期病灶，可考虑行术前新辅助放疗（2B类）
术后辅助放疗 [b]	对于肝内及肝外 BTC，对术后切缘阳性（R1/2）推荐进行术后辅助放疗（2A类）	对于肝内及肝外 BTC，R0 术后但存在 N_+ 者推荐进行术后辅助放疗（2A类）	对于肝外 BTC，术后分期 $pT_{3/4}$ 可行术后辅助放疗（2B类）

胆道恶性肿瘤的放射治疗

胆道恶性肿瘤的放射治疗（续）

放射治疗分类	Ⅰ级推荐	Ⅱ级推荐	Ⅲ级推荐
姑息性放疗[c]	鼓励参加临床研究	对于 BTC 存在广泛淋巴结转移，放疗靶区范围较大者，优先考虑常规剂量放疗联合同步化疗（2A 类）对于局限的肝内胆管癌，优先考虑 SBRT 治疗（2A 类）	对肝外胆管及胆囊癌存在淋巴结转移、但病变较局限者，仅对局限病灶行减症放疗，同样可考虑 SBRT 治疗，但需严格考量放疗剂量及正常组织的耐受性（3 类）

【注释】

a 进展期胆管癌新辅助放疗

（1）对于肝外 BTC，新辅助放化疗的临床使用价值尚有待考量。现有部分研究显示，对潜在可切除的肝外 BTC 行新辅助放化疗可以达到降期，提高 R0 切除率，延长生存的作用[1-5]。

放疗靶区建议参考治疗前影像学，确定可视的肿瘤区域（原发及转移淋巴结等），可适当外扩包括高危的淋巴结引流区。术前放疗剂量可考虑 DT 40~45Gy，单次 1.8~2.0Gy。同步化疗的方案首选推荐以氟尿嘧啶类（5-FU 持续输注或含卡培他滨方案）为主，吉西他滨同样可考虑与放疗同步应用，但要注意防止骨髓抑制[1-4]。

（2）肝内胆管癌新辅助放疗的作用及意义仍存在一定的争议性，目前研究多来自小样本回顾性研究[5-6]。新辅助放疗模式可参考肝外新辅助治疗方案，也可采用 SBRT 技术，参考剂量模式为 40Gy/5F[7]。而且新辅助放疗时机的介入，建议在 MDT 参与下实施。

b 可切除进展期胆管癌的术后辅助放疗

基于部分回顾性研究和前瞻性 II 期临床研究 SWOG S0809 以及荟萃分析的结果，对于可手术切除的进展期胆管癌术后采取吉西他滨联合卡培他滨的辅助化疗及卡培他滨为基础的同步放化疗，已显示局部控制及生存的获益[7-11]。而且在术后存在切缘 R1/R2 情况下，放疗在术后显得尤为重要[8, 11]。

（1）放疗剂量：瘤床及淋巴引流区放疗剂量为 45.0~50.4Gy，单次剂量 1.8~2.0Gy，R1 切除则瘤床区和切缘再增量至 54.0~59.4Gy，R2 切除可补量至 66~70Gy，但需考虑正常器官的受量；如果采用 IMRT 技术，可在放射治疗中予瘤床同步补量 52.5Gy/25F，R1 切除则剂量可达到 55Gy/25F[8-9]。

（2）放射靶区的确定：术后放疗靶区需包括原发肿瘤瘤床，对肝门区肿瘤，尚需包括肝脏切缘，吻合口以及区域淋巴结。基于原发肿瘤部位将对应不同区域淋巴引流区，如对于肝内及肝门胆管癌，淋巴引流区包括肝十二指肠淋巴结、肝门淋巴结、腹腔干、上腹主动脉旁淋巴结、胰头后方淋巴结，并需考虑胃左动脉及胃小弯侧淋巴引流区[12-13]；对远端胆管癌，淋巴引流区包括肝门淋巴结、肝十二指肠、胰头后淋巴结、肠系膜淋巴结以及腹主动脉旁引流区[12-13]。计划靶区是基于体内脏器移动及摆位误差，于临床靶区外放 5~10mm 范围[8]。

（3）放疗开始时间：目前对于术后应该开始行放疗的最佳时间尚无定论，基于现有回顾性研究以及前瞻性 II 期临床研究 SWOG S0809 结果，建议术后同步放化疗可在术后 8 周开始，而如果与术后辅助化疗联合，可先行术后辅助化疗 2~4 周期后行同步放化疗[8, 14]。

（4）同步化疗方案：主体推荐为氟尿嘧啶类（5-FU 持续静脉滴注或卡培他滨），而吉西他滨同步放化疗仅见于小样本或回顾性研究，尚未被广泛接受[7]。

c 不可手术切除及转移性胆管癌的姑息放疗

对于不能切除的局部晚期 BTC，如体能状态良好，无阻塞性黄疸，常规剂量放疗联合同步化疗，相较于单纯化疗或放疗已显示出在缓解症状和延长生存期上的优势[15-17]，因此是目前被广泛接受的姑息性放疗方式。除此以外，现有的临床数据已显示大分割放疗方式如立体定向放疗（SBRT），已给肝内胆管癌以及病变局限的肝外及胆囊癌带来明显局控及生存的获益[18-19]，其中在肝内胆管癌治疗中，SBRT 治疗优势更为明显[20-21]。而其他放疗方式如质子治疗等，尚缺乏充足的临床研究数据支持[22]。

（1）放疗方式、靶区及剂量：基于影像学结果，如增强 CT、MRI 等确定治疗靶区。放疗靶区包括原发肿瘤区、转移淋巴结及可适当外扩包括高危区域淋巴结。放射剂量在肿瘤区域及淋巴引流区为 45.0~50.4Gy，单次 1.8~2.0Gy，依据患者耐受情况，可将肿瘤区域增量至 60Gy 或更高剂量，治疗中需考虑危及器官受量[23]。对于高剂量少分割放射治疗（如 SBRT），推荐仅照射原发肿瘤和转移淋巴结，不建议包括高危淋巴结引流区。目前对 SBRT 尚无统一剂量模式作为标准推荐，可参考的剂量分割为 30~50Gy/3~5F，单次分割剂量与分割次数的确定有赖于靶区与危及器官的距离及危及器官受量[7]。

（2）化疗方案：与放疗同步的化疗方案可采用吉西他滨或氟尿嘧啶类（5-FU 持续静脉滴注，或卡培他滨），联合化疗方案可采用以吉西他滨或氟尿嘧啶类为基础的方案[7]。近期部分研究包括案例报道、回顾性研究以及小样本的前瞻研究，已经显示对于进展期胆管癌，在放疗基础之上联合免疫治疗与抗血管生成 TKI 类药物（如仑伐替尼），能有效改善晚期胆管癌的生存。有鉴于此，对于进展期胆管癌，在标准治疗失败后，可考虑在放疗基础上联合免疫和 / 或 TKI 类药物的治疗方式[24-25]。但是免疫治疗与放射治疗联合的最佳方案，包括治疗中时间顺序、放射治疗的最佳放射剂量模式、分割方式以及最佳免疫治疗方案目前尚无定论。

（3）对于存在远处器官转移的病灶，如肝、肺、骨以及腹膜后等，在无法手术或者介入等治疗方案下，放疗起到减症及提高局控的作用，放射治疗方式（适形调强放疗或是 SBRT）以及放疗介入时机可在 MDT 介入下实施。

参考文献

[1] MCMASTERS KM, TUTTLE TM, LEACH SD, et al. Neoadjuvant chemoradiation for extrahepatic cholangiocarcinoma. Am J Surg, 1997; 174 (6): 605-608.

[2] NELSON JW, GHAFOORI AP, WILLETT CG, et al. Concurrent chemoradiotherapy in resected extrahepatic cholangiocarcinoma. Int J Radiat Oncol Biol Phys, 2009, 73 (1): 148-153.

[3] KATAYOSE Y, NAKAGAWA K, MORIKAWA T, et al. Neoadjuvant chemoradiation therapy with gemcitabine for cholangiocarcinoma-three-years results after phase I study and interim analysis of phase II study. Eur J Cancer, 2011, 47: S448-S449.

[4] KOBAYASHI S, TOMOKUNI A, GOTOH K, et al. Evaluation of the safety and pathological effects of neoadjuvant full-dose gemcitabine combination radiation therapy in patients with biliary tract cancer. Cancer Chemother Pharmacol, 2015, 76 (6): 1191-1198.

[5] RANA A, HONG JC. Orthotopic liver transplantation in combination with neoadjuvant therapy: A new paradigm in the treatment of unresectable intrahepatic cholangiocarcinoma. Curr Opin Gastroenterol, 2012, 28 (3): 258-265.

[6] JUNG JH, LEE HJ, LEE HS, et al. Benefit of neoadjuvant concurrent chemoradiotherapy for locally advanced perihilar cholangiocarcinoma. World J Gastroenterol, 2017, 23 (18): 3301-3308.

[7] SAHAI P, KUMAR S. External radiotherapy and brachytherapy in the management of extrahepatic and intrahepatic cholangiocarcinoma: Available evidence. Br J Radiol, 2017, 90 (1076): 20170061.

[8] BEN-JOSEF E, GUTHRIE KA, EL-KHOUEIRY AB, et al. SWOG S0809: A Phase II intergroup trial of adjuvant capecitabine and gemcitabine followed by radiotherapy and concurrent capecitabine in extrahepatic cholangiocarcinoma and gallbladder carcinoma. J Clin Oncol, 2015, 33 (24): 2617-2622.

[9] WILLIAMS TM, MAJITHIA L, WANG SJ, et al. Defining the role of adjuvant therapy: Cholangiocarcinoma and gall bladder cancer. Semin Radiat Oncol, 2014, 24 (2): 94-104.

[10] WEBER SM, RIBERO D, O'REILLY EM, et al. Intrahepatic cholangiocarcinoma: Expert consensus statement. HPB (Oxford), 2015, 17 (8): 669-680.

[11] REN B, GUO Q, YANG Y, et al. A meta-analysis of the efficacy of postoperative adjuvant radiotherapy versus no

胆道恶性肿瘤的放射治疗

radiotherapy for extrahepatic cholangiocarcinoma and gallbladder carcinoma. Radiat Oncol. 2020, 15 (1): 15.

[12] SOCHA J, MICHALAK M, WOŁĄKIEWICZ G, et al. Nodal areas of potential geographic error in adjuvant radiotherapy for biliary tract cancer. Radiother Oncol, 2017, 125 (2): 365-373.

[13] MARINELLI I, GUIDO A, FUCCIO L, et al. Clinical target volume in biliary carcinoma: A systematic review of pathological studies. Anticancer Res, 2017, 37 (3): 955-961.

[14] LIM KH, OH DY, CHIE EK, et al. Adjuvant concurrent chemoradiation therapy (CCRT) alone versus CCRT followed by adjuvant chemotherapy: Which is better in patients with radically resected extrahepatic biliary tract cancer ?: A non-randomized, single center study. BMC Cancer, 2009, 9: 345.

[15] AUTORINO R, MATTIUCCI GC, ARDITO F, et al. Radiochemotherapy with gemcitabine in unresectable extrahepatic cholangiocarcinoma: Long-term results of a phase II study. Anticancer Res, 2016, 36 (2): 737-740.

[16] LEE KJ, YI SW, CHA J, et al. A pilot study of concurrent chemoradiotherapy with gemcitabine and cisplatin in patients with locally advanced biliary tract cancer. Cancer Chemother Pharmacol, 2016; 78 (4): 841-846.

[17] JACKSON MW, AMINI A, JONES BL, et al. Treatment selection and survival outcomes with and without radiation for unresectable, localized intrahepatic cholangiocarcinoma. Cancer J, 2016; 22 (4): 237-242.

[18] GKIKA E, HALLAUER L, KIRSTE S, et al. Stereotactic body radiotherapy (SBRT) for locally advanced intrahepatic and extrahepatic cholangiocarcinoma. BMC Cancer, 2017; 17 (1): 781.

[19] BRUNNER TB, BLANCK O, LEWITZKI V, et al. Stereotactic body radiotherapy dose and its impact on local control and overall survival of patients for locally advanced intrahepatic and extrahepatic cholangiocarcinoma. Radiother Oncol, 2019, 132: 42-47.

[20] FRANZESE C, BONU ML, COMITO T, et al. Stereotactic body radiotherapy in the management of oligometastatic and recurrent biliary tract cancer: Single-institution analysis of outcome and toxicity. J Cancer Res Clin Oncol, 2020, 146 (9): 2289-2297.

[21] SEBASTIAN NT, TAN Y, MILLER ED, et al. Stereotactic body radiation therapy is associated with improved over-all survival compared to chemoradiation or radioembolization in the treatment of unresectable intrahepatic cholangiocarcinoma. Clin Transl Radiat Oncol, 2019, 19: 66-71.

[22] HONG TS, WO JY, YEAP BY, et al. Multi-institutional phase Ⅱ study of high-dose hypofractionated proton beam therapy in patients with localized, unresectable hepatocellular carcinoma and intrahepatic cholangiocarcinoma. J Clin Oncol, 2016, 34 (5): 460-468.

[23] BRUNNER TB, SEUFFERLEIN T. Radiation therapy in cholangiocellular carcinomas. Best Pract Res Clin Gastroenterol, 2016, 30 (4): 593-602.

[24] CHEN Y, WEI M, SHEN S, et al. The combination of radiation therapy and immunotherapy is effective and well-tolerated for unresectable biliary tract cancer. Int J Radiat Oncol Biol Phys, 2022, 113 (4): 816-824.

[25] WANG Y, YANG X, WANG Y, et al. Effectiveness and safety of radiotherapy plus programmed death-1 inhibitors and lenvatinib in patients with advanced biliary tract carcinoma: A real-world study. Cancer Immunol Immunother, 2023, 72 (7): 2197-2204.

胆道恶性肿瘤的放射治疗

6 胆道恶性肿瘤的系统治疗

6.1 胆道恶性肿瘤的一些定义

6.1.1 胆道恶性肿瘤转化治疗和新辅助治疗的定义

	定义
BTC 转化治疗 [a]	利用多种系统治疗或局部治疗，使初始不可切除的 BTC 转化为可切除 BTC，使患者获得根治性切除和延长生存期
BTC 新辅助治疗 [b]	对于外科技术上可切除、但同时具有高危复发因素的 BTC，在术前先进行系统治疗或局部治疗等，及早控制不可见的微小病灶，或使肿瘤降期达到更易 R0 切除，增加手术切缘阴性可能性，从而降低术后复发率

【注释】

a 转化治疗（conversion therapy）的概念在 1996 年被法国学者 Bismuth[1] 提出，其认为初始无法手术切除的结直肠癌肝转移患者可以通过全身化疗以进行降期，从而使患者得到手术的机会，延长生存时间。后来这一概念在其他肿瘤治疗领域普及，现已广泛应用于胃癌、肝细胞癌等[2-4]的治疗中，并取得了一定的效果。BTC 转化治疗的概念应用较少，BTC 具有恶性程度高、肿瘤微环境复杂、易转移等特点，诸多传统肿瘤治疗手段如系统性化疗、放疗等治疗效果均不理想。近年来，随着药物研究的进展和治疗方案的改进，联合治疗、靶向治疗、免疫治疗等一系列新兴治疗方案使治疗效果明显改善，为 BTC 的转化治疗提供了有利的条件[5-7]。转化治疗的目的是通过对初始不可切除患者进行一系列综合治疗，使不可切除的肿瘤转化为可切除的肿瘤，使一些姑息性手术转化为 R0 根治性切除。

b 近年来，胆道恶性肿瘤的新辅助治疗在临床实践中的使用并不常见，主要是因为 BTC 对药物治疗的反应不佳，一旦手术（包括广泛的肝切除术）能够赋予肿瘤根治性（R0 切除），手术仍然被认为是最好的治疗方法[8-9]。

6.1.2 边界可切除、不可切除胆道恶性肿瘤的定义

BTC	不可切除 [a]	边界可切除
肝内胆管癌 [b, c]	解剖学因素：①门静脉、肝静脉或胆管主干受侵，无法切除重建者；②合并肝硬化失代偿或严重门静脉高压症的患者，余肝 FLR 不符合安全肝切除决策体系[10] 生物学因素：①左右肝内有多个肿瘤；②腹主动脉旁等远处淋巴结转移或远处脏器转移[11-13]	①肿瘤单个直径 >5cm；②肿瘤数目 ≥ 3 个或者合并卫星灶；③门静脉或肝静脉侵犯；④区域淋巴结转移；⑤术前 CA19-9>200U/ml

胆道恶性肿瘤的系统治疗

边界可切除、不可切除胆道恶性肿瘤的定义（续）

BTC	不可切除[a]	边界可切除
肝门部胆管癌[d, e]	解剖学因素：①一侧肝叶萎缩伴对侧胆管、肝动脉或门静脉广泛受累；②双侧胆管浸润无法根治性切除同时受累（肿瘤同时累及 U 点和 P 点）；③门静脉主干受累 >3cm，无法重建；④双侧肝动脉及门静脉均受累，无法重建；⑤肝外神经、肝固有动脉和肝总动脉广泛受累，癌侵犯肝静脉和下腔静脉[14-15]；⑥合并肝硬化失代偿或严重门静脉高压症的患者，余肝 FLR 不符合安全肝切除决策体系[16] 生物学因素：①淋巴结转移范围超出腹主动脉旁；②组织学检查证实转移到预留肝、肺或腹膜	①区域淋巴结多发转移或伴融合；②肿瘤侵犯单侧或双侧门静脉或肝动脉；③余肝 FLR 虽未符合安全肝切除决策体系，但预期通过 PVE 等治疗措施可达标者[17]

边界可切除、不可切除胆道恶性肿瘤的定义（续）

BTC	不可切除 [a]	边界可切除
胆囊癌 [e, f]	解剖学因素：①肝内存在多发转移病灶，超出能手术切除的范围内。②原发灶侵犯以下血管，门静脉主干或左支受侵，无法重建；肝固有动脉或肝总动脉受侵>180°或受侵<180°同时需联合门静脉重建；门静脉右支或右肝动脉侵犯，且无法耐受大范围肝切除。③胆管侵犯：侵犯右肝管，且无法耐受大范围肝切除；侵犯左肝管，且离胆管分离极限点（U点）<1cm。④淋巴结转移：伴有8组或13组淋巴结转移且侵犯门静脉或肝动脉。⑤合并肝硬化失代偿或严重门静脉高压症的患者，余肝FLR不符合安全肝切除决策体系。⑥16组淋巴结转移或其他脏器远处转移 生物学因素：腹膜转移、直接转移到邻近脏器等/受侵犯器官（胰腺、胃、十二指肠、结肠）无法联合切除 [18-19]	①肝脏实质浸润：深度>2cm且无肝转移灶； ②原发灶侵犯以下血管之一： • 门静脉主干或右支受侵，可耐受切除或可重建 • 肝固有动脉或肝总动脉：紧邻肿瘤或受侵<180° • 右肝动脉受侵可耐受右半肝切除 ③胆总管或肝总管侵犯：非胆囊颈管癌原发灶侵犯且离胆管分离极限点（U点）>1cm； ④原发灶侵犯周围脏器，包括结肠肝区胃、十二指肠等； ⑤淋巴结转移伴有8组或13组淋巴结转移但无血管侵犯

边界可切除、不可切除胆道恶性肿瘤的定义（续）

BTC	不可切除 [a]	边界可切除
远端胆管癌	解剖学因素[20]：①肿瘤侵犯腹腔干（CA）；②肝固有动脉和肝总动脉广泛受累；③门静脉侵犯超过十二指肠上缘 生物学因素：区域淋巴结以外的淋巴结转移或远处脏器转移	门静脉受侵的远端胆管癌患者

【注释】

a 不可切除的 BTC 中，除解剖和生物学因素外，还包括条件性因素：因全身因素无法耐受手术者。ECOG 体力状态评分 ≥ 2 分的 BTC 患者定义为边界可切除。

b 随着药物研究的进展和治疗方案的改进，联合治疗、靶向治疗、免疫治疗等一系列新兴治疗方案使治疗效果明显改善，为 ICC 的转化治疗提供了有利的条件。

c 安全肝切除决策体系：合并肝硬化的患者，若 ICG-R15<10%，标化剩余功能性肝体积比（RRS）从 <40% 增加到 ≥ 40%；若 ICG-R15 为 10%~20%，RRS 从 <60% 增加到 ≥ 60%；若 ICG-R15 为 21%~30%，RRS 从 <80% 增加到 ≥ 80%；无肝硬化的患者，RRS 从 <30% 增加到 ≥ 30%[1]。

d 双侧胆管浸润无法根治性切除一般认为 Bismuth Ⅴ 型、侵犯左右 Ⅲ 级胆管，即左侧肿瘤侵犯超越 U 点（门静脉左侧矢状部），右侧肿瘤侵犯超越 P 点（门静脉右后支起始部）的肝门部胆管癌是不可切除的。

e 肝门部胆管癌的区域淋巴结定义为沿肝门、胆囊管、胆总管、门静脉、肝动脉和胰十二指肠后方分布的淋巴结。肝内胆管细胞癌：左侧，肝门部淋巴结、膈下淋巴结、肝胃韧带淋巴结；右侧，肝门部淋巴结、十二指肠周围淋巴、胰腺周围淋巴结。

f 胆囊癌的区域淋巴结定义为沿胆总管、肝动脉、门静脉和胆囊管分布的淋巴结。

远端胆管癌将区域淋巴结定义为沿胆总管、肝动脉、胰十二指肠前方和后方分布的淋巴结，以及肠系膜上动脉右侧淋巴结。

除此以外，在 AJCC 指南第八版胆道恶性肿瘤分期系统中，除肝内胆管癌外，均按转移性（阳性）淋巴结数目划分，1~3 枚淋巴结阳性为 N_1，$\geqslant 4$ 枚为 N_2，也就是说部分第七版原分期为 N_1 的患者可能被重新划分为 N_2 期，即转移的区域淋巴结数目也可能是衡量胆道系统恶性肿瘤可切除性的标准之一。

参考文献

[1] BISMUTH H, ADAM R, LEVI F, et al. Resection of non-resectable liver metastases from colorectal cancer after neo-adjuvant chemotherapy. Ann Surg, 1996, 224 (4): 509-520.

[2] YAMAOKA K, KAWAOKA T, AIKATA H, et al. Complete response for advanced hepatocellular carcinoma by conversion surgery therapy following a good response of regorafenib despite rapid progressive disease with sorafenib. Intern Med, 2021, 60 (13): 2047-2053.

［ 3 ］ WU Z, FANG H. Efficacy of paclitaxel and S-1 combined with apatinib in the conversion therapy for unresectable advanced gastric cancer. J BUON, 2021, 26 (4): 1485-1490.

［ 4 ］ LIU T, CHANG W, WANG J, et al. Efficacy of conversion therapy on initially unresectable locally advanced rectal cancer. J Cancer, 2021, 12 (14): 4418-4423.

［ 5 ］ DING Y, HAN X, SUN Z, et al. Systemic sequential therapy of CisGem, tislelizumab, and lenvatinib for advanced intrahepatic cholangiocarcinoma conversion therapy. Front Oncol, 2021, 11: 691380.

［ 6 ］ ZHANG W, LUO C, ZHANG Z Y, et al. Conversion therapy for advanced intrahepatic cholangiocarcinoma with lenvatinib and pembrolizumab combined with gemcitabine plus cisplatin: A case report and literature review. Front Immunol, 2022, 13: 1079342.

［ 7 ］ MEDIN CR, MAITHEL SK. Neoadjuvant therapy trials in biliary tract malignancies. J Surg Oncol, 2022, 125 (1): 84-88.

［ 8 ］ ENDO I, GONEN M, YOPP AC, et al. Intrahepatic cholangiocarcinoma: Rising frequency, improved survival, and determinants of outcome after resection. Ann Surg, 2008, 248 (1): 84-96.

［ 9 ］ KOBAYASHI S, TOMOKUNI A, GOTOH K, et al. A retrospective analysis of the clinical effects of neoadjuvant combination therapy with full-dose gemcitabine and radiation therapy in patients with biliary tract cancer. Eur J Surg Oncol, 2017, 43 (4): 763-771.

［ 10 ］ 中国研究型医院学会肝胆胰外科专业委员会. 精准肝切除术专家共识. 中华消化外科杂志, 2017, 16 (9): 883-893.

［ 11 ］ MASON MC, MASSARWEH NN, TZENG CD, et al. Time to rethink up-front surgery for resectable intrahepatic cholangiocarcinoma ? Implications from the neoadjuvant experience. Ann Surg Oncol, 2021, 28 (11): 6725-6735.

［ 12 ］ NARA S, ESAKI M, BAN D, et al. Adjuvant and neoadjuvant therapy for biliary tract cancer: A review of clinical trials. Jpn J Clin Oncol, 2020, 50 (12): 1353-1363.

［ 13 ］ SUMIYOSHI T, SHIMA Y, OKABAYASHI T, et al. Chemoradiotherapy for initially unresectable locally advanced cholangiocarcinoma. World J Surg, 2018, 42 (9): 2910-2918.

[14] JUNG J H, LEE H J, LEE H S, et al. Benefit of neoadjuvant concurrent chemoradiotherapy for locally advanced perihilar cholangiocarcinoma. World J Gastroenterol, 2017, 23 (18): 3301-3308.

[15] MAZZAFERRO V, GORGEN A, ROAYAIE S, et al. Liver resection and transplantation for intrahepatic cholangiocarcinoma. J Hepatol, 2020, 72 (2): 364-377.

[16] KATO A, SHIMIZU H, OHTSUKA M, et al. Surgical resection after downsizing chemotherapy for initially unresectable locally advanced biliary tract cancer: A retrospective single-center study. Ann Surg Oncol, 2013, 20 (1): 318-324.

[17] MATSUYAMA R, MORI R, OTA Y, et al. Impact of gemcitabine plus S1 neoadjuvant chemotherapy on borderline resectable perihilar cholangiocarcinoma. Ann Surg Oncol, 2022, 29 (4): 2393-2405.

[18] ROA JC, GARCÍA P, KAPOOR VK, et al. Gallbladder cancer. Nat Rev Dis Primers, 2022, 8 (1): 69.

[19] KEFAS J, BRIDGEWATER J, VOGEL A, et al. Adjuvant therapy of biliary tract cancers. Ther Adv Med Oncol, 2023, 15: 17588359231163785.

[20] BANALES JM, CARDINALE V, CARPINO G, et al. Expert consensus document: Cholangiocarcinoma: Current knowledge and future perspectives consensus statement from the European Network for the Study of Cholangiocarcinoma (ENS-CCA). Nat Rev Gastroenterol Hepatol, 2016, 13 (5): 261-280.

6.2 胆道恶性肿瘤的新辅助治疗

内容	I 级推荐	II 级推荐	III 级推荐
新辅助化疗	参加临床试验[a]	吉西他滨 + 顺铂 + 白蛋白紫杉醇（2A 类）[b][1] 5-FU+ 奥沙利铂（2A 类） 卡培他滨 + 奥沙利铂（2A 类） 吉西他滨 + 卡培他滨（2A 类） 吉西他滨 + 顺铂（2A 类） 5-FU+ 顺铂（2B 类） 卡培他滨 + 顺铂（2B 类） 吉西他滨 + 奥沙利铂（2B 类）	

【注释】

a 目前缺乏随机对照的 III 期临床试验证明胆道恶性肿瘤的新辅助化疗的获益。推荐适当的患者参加临床试验。

b 对于体能状况良好的患者，可以考虑三药联合的强烈化疗。在 SWOG 1815 研究中，吉西他滨 + 白蛋白紫杉醇 + 顺铂对比吉西他滨 + 顺铂的中位 OS 分别为 14.0 个月 vs. 12.7 个月，ORR 为

34% vs. 25%，中位 PFS 为 8.2 个月 vs. 6.4 个月。

参考文献

［1］SHROFF RT, GUTHRIE KA, SCOTT AJ, et al. SWOG 1815: A phase Ⅲ randomized trial of gemcitabine, cisplatin, and nab-paclitaxel versus gemcitabine and cisplatin in newly diagnosed, advanced biliary tract cancers. J Clin Oncol, 2023, 41 (4_suppl): LBA490.

胆道恶性肿瘤的系统治疗

6.3　胆道恶性肿瘤的术后辅助治疗

内容	Ⅰ级推荐	Ⅱ级推荐	Ⅲ级推荐
辅助治疗	卡培他滨（1A 类）a[1] 替吉奥（1B 类）c[9] 或参加临床试验	吉西他滨或以 5-FU 为基础的方案 b[2-8]，包括： 吉西他滨 + 顺铂（2A 类） 吉西他滨 + 卡培他滨（2A 类） 卡培他滨 + 奥沙利铂（2A 类） 5-FU+ 奥沙利铂（2A 类） 吉西他滨单药（仅限肝内胆管癌及胆囊癌）（2A 类） 5-FU 单药（2A 类）	5-FU+ 顺铂（3 类） 卡培他滨 + 顺铂（3 类）

【注释】

a　根据 BILCAP 研究，入组标准为接受了根治性切除术的肝内外胆管癌及肌层浸润性胆囊癌的患者，术后随机分配至接受口服卡培他滨组（1 250mg/m²，每日 2 次，第 1~14 天，每 3 周重复，共 8 周期）和观察组。在意向治疗分析中，卡培他滨组和观察组的中位生存期分别为 51.1 个月和 36.4 个月，差异无统计学意义（P=0.097），未达到本研究的主要终点。但在符合方案分析中，卡培他滨组和观察组的中位生存期分别为 53 个月和 36 个月，差异有统计学意义（*P*=0.028），故推荐。

b　包括吉西他滨联合顺铂、吉西他滨联合卡培他滨、5-FU 联合奥沙利铂以及卡培他滨联合奥沙利铂等方案，亦可考虑吉西他滨或 5-FU 单药治疗，可根据各医疗中心的使用经验及患者的具体情况选用。但基于Ⅲ期随机对照 PRODIGE-12 研究结果，吉西他滨联合奥沙利铂辅助化疗并不能提高胆管癌患者术后的 RFS 和 OS，故不推荐该方案用于胆管癌术后的辅助治疗。另一项日本Ⅲ期研究表明肝外胆管癌术后采用吉西他滨单药辅助化疗并不能带来生存获益，故不推荐该方案用于肝外胆管癌术后的辅助治疗。另外，STAMP Ⅱ期研究入组了吉西他滨联合顺铂对比卡培他滨单药辅助治疗淋巴结阳性的肝外胆管癌，主要研究终点 2 年 DFS 率并没有显著提高（38.5% vs. 25.1%，*P*=0.430），次要研究终点 2 年 OS 率也没有显著提高（77.8% vs. 71.0%，*P*=0.404），故仍为Ⅱ级推荐。

c　根据 JCOG 1202 研究，入组标准为接受了根治性切除术的肝内外胆管癌及胆囊癌的患者，术后随机分配至接受口服替吉奥组（40mg/m²，每日 2 次，第 1~28 天，每 6 周重复，共 4 周期）和观察组。替吉奥组和观察组的 3 年中位生存率分别为 77.1% 和 67.6%，差异有统计学意义（*P*=0.008），达到本研究的主要终点。但替吉奥组和观察组的 3 年无复发生存率分别为 62.4% 和 50.9%，差异无统计学意义（*P* >0.05），且 R1 切除效果欠佳，故推荐 1B 类。

参考文献

[1] PRIMROSE JN, FOX RP, PALMER DH, et al. Capecitabine compared with observation in resected biliary tract cancer (BILCAP): A randomised, controlled, multicentre, phase 3 study. Lancet Oncol, 2019, 20 (5): 663-673.

[2] EDELINE J, BENABDELGHANI M, BERTAUT A, et al. Gemcitabine and oxaliplatin chemotherapy or surveillance in resected biliary tract cancer (PRODIGE 12-ACCORD 18-UNICANCER GI): A randomized phase Ⅲ study. J Clin Oncol, 2019, 37 (8): 658-667.

[3] EBATA T, HIRANO S, KONISHI M, et al. Randomized clinical trial of adjuvant gemcitabine chemotherapy versus observation in resected bile duct cancer. Br J Surg, 2018, 105 (3): 192-202.

[4] HORGAN AM, AMIR E, WALTER T, et al. Adjuvant therapy in the treatment of biliary tract cancer: A systematic review and meta-analysis. J Clin Oncol, 2012, 30 (16): 1934-1940.

[5] TRAN CAO HS, ZHANG Q, SADA YH, et al. The role of surgery and adjuvant therapy in lymph node-positive cancers of the gallbladder and intrahepatic bile ducts. Cancer, 2018, 124 (1): 74-83.

[6] MA N, CHENG H, QIN B, et al. Adjuvant therapy in the treatment of gallbladder cancer: A meta-analysis. BMC Cancer, 2015, 15: 615.

[7] LAMARCA A, PALMER DH, WASAN HS, et al. ABC-06 | A randomised phase Ⅲ, multi-centre, open-label study of active symptom control (ASC) alone or ASC with oxaliplatin/5-FU chemotherapy (ASC+mFOLFOX) for patients (pts) with locally advanced/metastatic biliary tract cancers (ABC) previously-treated with cisplatin/gemcitabine (CisGem) chemotherapy. J Clin Oncol, 2019, 37 (15_suppl): 4003.

[8] YOO C, JEONG H, KIM KP, et al. Adjuvant gemcitabine plus cisplatin (GemCis) versus capecitabine (CAP) in

patients (pts) with resected lymph node (LN)-positive extrahepatic cholangiocarcinoma (CCA): A multicenter, open-label, randomized, phase 2 study (STAMP). J Clin Oncol, 2022, 40(16_suppl): 4019.

[9] IKEDA M, NAKACHI K, KONISHI M, et al. Adjuvant S-1 versus observation in curatively resected biliary tract cancer: A phase Ⅲ trial (JCOG1202: ASCOT). J Clin Oncol, 2022, 40(4_suppl): 382.

6.4 晚期胆道恶性肿瘤的一线治疗

分层	Ⅰ级推荐	Ⅱ级推荐	Ⅲ级推荐
可耐受强烈化疗的患者 [a]	吉西他滨＋顺铂＋度伐利尤单抗（1A 类）[14] 吉西他滨＋顺铂＋帕博利珠单抗（1A 类）[16] 吉西他滨联合顺铂（1A 类）[1] 吉西他滨联合替吉奥（1A 类）[2] 卡培他滨＋奥沙利铂（1A 类）[3]	吉西他滨＋顺铂＋白蛋白紫杉醇（1A 类）[b][4] 吉西他滨＋顺铂＋替吉奥（2B 类）[b][5-6] 吉西他滨＋奥沙利铂（2A 类）[7] 5-FU+奥沙利铂（2A 类） 5-FU+顺铂（2A 类） 卡培他滨＋顺铂（2A 类） 吉西他滨＋卡培他滨（2A 类） 吉西他滨或 5-FU 为基础的方案（2A 类） 吉西他滨＋白蛋白紫杉醇（仅限于胆管癌）（2A类） NTRK 基因融合阳性肿瘤 [c] 恩曲替尼 [8] 拉罗替尼 [9] MSI-H/dMMR 肿瘤 [c] 帕博利珠单抗 [10] 卡瑞利珠单抗联合 GEMOX（2B 类）[d][11-12]	纳武利尤单抗＋吉西他滨＋顺铂（2A 类）[d] GEMOX+仑伐替尼＋特瑞普利单抗（2B 类）[13] Nal-IRI＋5-FU＋亚叶酸钙（2B类）[b][15] 参加临床试验 [e]

分层	Ⅰ级推荐	Ⅱ级推荐	Ⅲ级推荐
不能耐受强烈化疗的患者	吉西他滨单药 （1B 类）	替吉奥 /5-FU/ 卡培他滨单药（2A 类）	

【注释】

a 晚期一线化疗推荐 5 个标准治疗方案，分别是吉西他滨联合顺铂、吉西他滨联合替吉奥、卡培他滨联合奥沙利铂、度伐利尤单抗 + 吉西他滨联合顺铂以及帕博利珠单抗 + 吉西他滨联合顺铂。证据分别来自 5 个随机对照 Ⅲ 期临床试验。ABC-02 研究显示，吉西他滨联合顺铂将晚期 BTC 患者的 OS 从 8.1 个月提高到 11.7 个月。Ⅲ期 JCOG1113/FUGA-BT 研究表明，吉西他滨联合替吉奥用于晚期 BTC 的一线治疗，其 OS 可达 15.1 个月，疗效不劣于吉西他滨联合顺铂方案（OS 13.4 个月），可作为晚期 BTC 的一线治疗选择。Kim 等报道了卡培他滨联合奥沙利铂一线治疗胆道癌症的研究结果，总生存期 10.6 个月，与对照组吉西他滨 + 奥沙利铂的 10.4 个月一致，也可作为一线治疗推荐。TOPAZ-1 研究显示，度伐利尤单抗 + 吉西他滨联合顺铂将晚期 BTC 患者的 OS 从 11.5 个月提高到 12.8 个月，PFS 从 5.7 个月提高到 7.2 个月。KEYNOTE-966 研究显示，帕博利珠单抗 + 吉西他滨联合顺铂的中位 OS 为 12.7 个月，对照组为 10.9 个月。治疗组估计 12 个月 OS 率为 52%，对照组为 44%；对照组估计 24 个月 OS 率为 25%，对照组为 18%。

b 对于体能状况良好的患者，可以考虑三药联合的强烈化疗。在 SWOG 1815 研究中，吉西他滨＋白蛋白紫杉醇＋顺铂对比吉西他滨＋顺铂的中位 OS 分别为 14.0 个月 vs. 12.7 个月，ORR 为 34% vs. 25%，中位 PFS 为 8.2 个月 vs. 6.4 个月。虽然研究结果为阴性，但亚组分析发现，对于胆囊癌患者，吉西他滨＋顺铂＋白蛋白紫杉醇相比吉西他滨＋顺铂组有更长的生存趋势，显著延长 OS（17.0 vs 9.3 个月）和 PFS（9.6 vs 5.6 个月）。一项来自日本的随机对照Ⅲ期研究在 2018 年通过口头报道，吉西他滨＋顺铂＋替吉奥的联合方案，OS 13.5 个月优于对照组吉西他滨联合顺铂的 12.6 个月（*P*=0.046）。另外，NIFE Ⅱ期临床研究显示，Nal- 伊立替康联合 5- 氟尿嘧啶、亚叶酸钙达到了主要终点，51% 的患者在 4 个月时无疾病进展。

c 关于免疫与靶向治疗，两种 NTRK 抑制剂和 PD-1 单抗帕博利珠单抗，其临床研究均为不分瘤种的早期试验，且均为一线之后的后线治疗，但由于临床数据获益良好，作为Ⅱ级推荐。

d 化疗联合 PD-1 单抗作为一线治疗的两个方案，均来自Ⅱ期临床研究。目前类似方案的全球多中心Ⅲ期临床研究已经展开。

e 推荐符合精准用药条件的所有胆道肿瘤的患者参加临床研究，包括但不限于 *FGFR2* 融合突变、*IDH1/2* 突变、*POLE/POLD* 突变、*BRCA* 突变 /*BAP* 突变 /*ATM* 突变、*BRAF* 突变等。

参考文献

[1] VALLE JW, WASAN HS, PALMER DH, et al. Cisplatin plus gemcitabine versus gemcitabine for biliary tract cancer. N Eng J Med, 2010, 362 (14): 1273-1281.

［2］ MORIZANE C, OKUSAKA T, MIZUSAWA J, et al. Combination gemcitabine plus S-1 versus gemcitabine plus cis-platin for advanced/recurrent biliary tract cancer: The FUGA-BT (JCOG1113) randomized phase Ⅲ clinical trial. Ann Oncol, 2019, 30 (12): 1950-1958.

［3］ KIM ST, KANG JH, LEE J, et al. Capecitabine plus oxaliplatin versus gemcitabine plus oxaliplatin as first-line therapy for advanced biliary tract cancers: A multicenter, open-label, randomized, phase Ⅲ, noninferiority trial. Ann Oncol, 2019, 30 (5): 788-795.

［4］ SHROFF RT, GUTHRIE KA, SCOTT AJ, et al. SWOG 1815: A phase Ⅲ randomized trial of gemcitabine, cisplatin, and nab-paclitaxel versus gemcitabine and cisplatin in newly diagnosed, advanced biliary tract cancers. J Clin Oncol, 2023, 41 (4_suppl): LBA490.

［5］ KANAI M, HATANO E, KOBAYASHI S, et al. A multi-institution phase Ⅱ study of gemcitabine/cisplatin/S-1 (GCS) combination chemotherapy for patients with advanced biliary tract cancer (KHBO 1002). Cancer Chemother Pharmacol, 2015, 75 (2): 293-300.

［6］ SAKAI D, KANAI M, KOBAYASHI S, et al. 615O-Randomized phase Ⅲ study of gemcitabine, cisplatin plus S-1 (GCS) versus gemcitabine, cisplatin (GC) for advanced biliary tract cancer (KHBO1401-MITSUBA). Ann Oncol, 2018, 29(suppl_8): VIII205.

［7］ FITENI F, NGUYEN T, VERNEREY D, et al. Cisplatin/gemcitabine or oxaliplatin/gemcitabine in the treatment of advanced biliary tract cancer: A systematic review. Cancer Med, 2014, 3 (6): 1502-1511.

［8］ ROLFO C, DZIADZIUSZKO R, DOEBELE RC, et al. 65P-Updated efficacy and safety of entrectinib in patients with NTRK fusion-positive tumours: Integrated analysis of STARTRK-2, STARTRK-1 and ALKA-372-001. Ann Oncol, 2019, 30 (Suppl_9): ix25.

［9］ DRILON A, LAETSCH TW, KUMMAR S, et al. Efficacy of larotrectinib in TRK fusion-positive cancers in adults and children. N Engl J Med, 2018, 22, 378 (8): 731-739.

胆道恶性肿瘤的系统治疗

[10] LE DT, DURHAM JN, SMITH KN, et al. Mismatch repair deficiency predicts response of solid tumors to PD-1 blockade. Science, 2017, 357 (6349): 409-413.

[11] QIN SK, CHEN ZD, LIU Y, et al. A phase II study of anti-PD-1 antibody camrelizumab plus FOLFOX4 or GEMOX systemic chemotherapy as first-line therapy for advanced hepatocellular carcinoma or biliary tract cancer. J Clin Oncol, 2019, 37 (15_Suppl): 4074.

[12] CHEN XF, WU XF, WU H, et al. Camrelizumab plus gemcitabine and oxaliplatin (GEMOX) in patients with advanced biliary tract cancer: A single-arm, open-label, phase II trial. J Immunother Cancer, 2020, 8 (2): e001240.

[13] ZHOU J, FAN J, SHI G, et al. Anti-PD1 antibody toripalimab, lenvatinib and gemox chemotherapy as first-line treatment of advanced and unresectable intrahepatic cholangiocarcinoma: A phase II clinical trial. Ann Oncol, 2020, 31: S262-S263.

[14] OH DY, HE AR, QIN S, et al. A phase 3 randomized, double-blind, placebo-controlled study of durvalumab incombination with gemcitabine plus cisplatin (GemCis) in patients (pts) with advanced biliary tract cancer (BTC): TOPAZ-1. J Clin Oncol, 2022, 40(4_suppl): 378.

[15] PERKHOFER L, STRIEFLER JK, SINN M, et al. LBA10 Nal-IRI with 5-fluorouracil (5-FU) and leucovorin or gemcitabine plus cisplatin in advanced biliary tract cancer: Final results of the NIFE-trial (AIO-YMO HEP-0315), a randomized phase II study of the AIO biliary tract cancer group. Ann Oncol, 2021, 29(suppl_5): S1282.

[16] KELLEY R K, UENO M, YOO C, et al. Pembrolizumab in combination with gemcitabine and cisplatin compared with gemcitabine and cisplatin alone for patients with advanced biliary tract cancer (KEYNOTE-966): A randomised, double-blind, placebo-controlled, phase 3 trial. Lancet, 2023, 401 (10391): 1853-1865.

6.5 晚期胆道恶性肿瘤的二线治疗

分层	I 级推荐	II 级推荐	III 级推荐
PS ≤ 1 分	mFOLFOX（1A 类）[a][1] *IDH1* 突变肿瘤建议艾伏尼布[f][7]（1A 类）或参加临床试验	伊立替康 + 卡培他滨（2A 类）[b][2] FOLFIRI（2B 类）[3] 其他既往未使用过的一线推荐治疗方案 （2B 类） 瑞戈非尼（2B 类）[c][4] 帕博利珠单抗（仅 MSI-H/dMMR 肿瘤）[d][5] （2A 类） *BRAF* V600E 突变肿瘤推荐达拉非尼 + 曲美替尼[e][6] （2A 类） *FGFR2* 融合 / 重排肿瘤佩米替尼[g][10]（2A 类） HER2 阳性肿瘤推荐德曲妥珠单抗或者帕妥珠单抗 + 曲妥珠单抗[h][13, 17]（2A 类） *RET* 融合肿瘤推荐普拉替尼 / 塞普替尼[k][21, 22] （2B 类）	Nal-IRI + 5-FU + 亚叶酸钙（2A 类）[a][12] 纳武利尤单抗[d][8] 仑伐替尼 + 帕博利珠单抗[d][9]（2B 类） 安罗替尼 +PD-1/PD-L1 单抗[j][19]（2B 类） 索凡替尼[j][20]（2B 类） *FGFR2* 融合 / 重排肿瘤 Futibatinib/Erdafitinib/ Derazantinib[g][11, 14-16] （2A 类） *NRG1* 融合肿瘤 Zenocutuzumab[i][18] （2B 类）

晚期胆道恶性肿瘤的二线治疗（续）

分层	I 级推荐	II 级推荐	III 级推荐
PS>2 分	最佳支持治疗 IDH1 突变肿瘤建议艾伏尼布 f[7]（1A类）	帕博利珠单抗（仅 MSI-H/dMMR 肿瘤）d[5]（2A 类）	

【注释】

a ABC-06 研究入组了一线吉西他滨联合顺铂化疗进展后的晚期胆管癌患者，随机分配至接受积极症状控制（ASC）+mFOLFOX（奥沙利铂 +5-FU）组或单纯 ASC 组。研究结果表明，ASC+mFOLFOX 组的中位 OS 为 6.2 个月，单纯 ACS 组的中位 OS 为 5.3 个月，ASC+mFOLFOX 组带来有临床意义的 OS 改善，故推荐 ASC+mFOLFOX 方案作为晚期胆管癌的二线治疗方案。另外，NIFTY 研究显示，Nal- 伊立替康联合 5- 氟尿嘧啶、亚叶酸钙达到了主要终点，独立评审委员会评估的 PFS 为 7.1 个月，单纯 5- 氟尿嘧啶、亚叶酸钙为 1.4 个月。

b 其他可供选择的化疗方案包括伊立替康联合卡培他滨、伊立替康联合 5-FU 及其他一线治疗指南推荐的方案，可根据患者既往治疗经过以及肝功能的情况，结合各医疗中心的使用经验选用。

c REACHIN 研究入组了一线吉西他滨联合铂类化疗进展后的晚期胆管癌患者，随机分配至瑞戈非尼（160mg，口服，每日 1 次，第 1~21 天，每 4 周重复）或安慰剂组。研究结果表明，瑞戈非尼组的中位 PFS 为 3.0 个月，安慰剂组为 1.5 个月，差异具有统计学意义，但两组 OS 无明显差异，故作 II 级推荐。

d 目前免疫治疗在晚期胆系肿瘤二线治疗中缺乏高质量的循证医学证据，建议继续进行临床研究。

e 一项 II 期单臂、多中心的研究入组了系统治疗失败的 *BRAF* V600E 突变的晚期或复发性胆道癌患者。所有患者均接受达拉非尼（150mg，口服，每日 2 次）和曲美替尼（2mg，口服，每日 2 次），直至疾病进展或治疗不耐受。入组的 43 例患者中有 22 例病情缓解，ORR 为 51%。

f ClarIDHy 研究是一项全球多中心的 III 期临床研究，入组了经治的 *IDH1* 突变的晚期胆管癌患者，以 2：1 的比例随机分配，接受 *IDH1* 抑制剂艾伏尼布 500mg，每日 1 次或安慰剂组。研究结果表明，艾伏尼布组中位 PFS 为 2.7 个月，安慰剂组为 1.4 个月，艾伏尼布组中位 OS 为 10.3 个月，安慰剂组为 7.5 个月，差异均具有统计学意义。

g 据报道，肝内胆管癌中有 13%~20% 的患者携带 *FGFR2* 融合突变。佩米替尼 /Futibatinib/Erdafitinib/Derazantinib 是靶向 *FGFR2* 融合突变具有代表性的药物。佩米替尼二线治疗晚期胆管癌患者的 FIGHT202 研究共纳入 146 例经过至少一线治疗的晚期胆管癌患者，分为 3 个队列：A 是 *FGFR2* 融合 / 重排（*n*=107），B 是其他 *FGFR* 突变（*n*=20），C 是非 *FGFR* 突变（*n*=18），1 例患者未定。所有患者均接受佩米替尼治疗（13.5mg，口服，每日 1 次，第 1~14 天，每 3 周重复）。结果显示，A 组 ORR 为 35.5%，其中 3 例患者 CR，DCR 为 82%。B 组和 C 组的 ORR 为 0。A 组的 DOR 中位数为 7.5 个月，PFS 和 OS 中位数分别为 6.9 个月和 21.1 个月。相比其他两个队列，队列 A 的 ORR、PFS 和 OS 均显著增加。Futibatinib 二线治疗晚期肝内胆管癌患者的 FOENIX-CCA2 研究共纳入 103 例患者，其 ORR 达到 41.7%，DOR 为 9.5

个月，PFS 和 OS 中位数分别为 8.9 个月和 20.0 个月。Erdafitinib 二线治疗实体瘤的 RAGNAR 研究中胆道肿瘤患者共纳入 31 例，ORR 达到 41.9%。Derazantinib 二线治疗肝内胆管癌的 FIDES-01 研究共纳入融合 / 重排患者 103 例，ORR 为 21.4%；纳入突变 / 扩增（非融合 / 重排）患者 28 例，ORR 为 8.7%。

h MyPathway 研究入组了 39 例胆道肿瘤患者，使用帕妥珠单抗 + 曲妥珠单抗，39 例患者有 9 例病情缓解，ORR 为 23%，另外，HERB 研究是一项 Ⅱ 期、单臂多中心研究，入组了吉西他滨治疗失败的 HER2 阳性胆道肿瘤，使用德曲妥珠单抗（T-DXd，DS-8201），入组的 22 例患者有 8 例病情缓解，ORR 为 36.4%，但其中有 2 例因严重肺损伤死亡。

i 研究招募了 12 例胰腺癌患者，在接受 zenocutuzumab 治疗后，12 例胰腺癌患者的客观响应率达到了 42%。zenocutuzumab 被 FDA 授予胰腺癌孤儿药。该研究招募了 1 例胆管癌患者，最佳评效 PR。

j 一项研究入组了 66 例一线治疗失败的胆道肿瘤患者，在接受了安罗替尼联合 TQB-2450（一种抗 PD-L1 单抗）治疗后，ORR 为 21.21%，DCR 为 72.73%；另一项研究入组了 17 例一线化疗后进展的晚期胆道肿瘤患者，在接受了安罗替尼联合信迪利单抗治疗后，ORR 为 31.6%，DCR 为 82.35%，PFS 为 6.5 个月。另一研究入组了 39 例二线治疗的胆道肿瘤患者，在接受了索凡替尼治疗后，16 周 PFS 率为 46.33%。

k ARROW 研究是针对普拉替尼在 *RET* 融合阳性实体瘤的 Ⅰ / Ⅱ 期临床研究，其中入组了 3 例胆管癌患者，2 例 PR，1 例缩小 SD；LIBRETTO-001 研究针对接受塞普替尼治疗携带 *RET* 融合突变实体瘤患者，其中入组了 1 例胆管癌患者，评效 PR。

参考文献

[1] LAMARCA A, PALMER DH, WASAN HS, et al. ABC-06 | A randomised phase III multi-centre, open-label study of active symptom control (ASC) alone or ASC with oxaliplatin/5-FU chemotherapy (ASC+mFOLFOX) for patients (pts) with locally advanced/metastatic biliary tract cancers (ABC) previously-treated with cisplatin/gemcitabine (CisGem) chemotherapy. J Clin Oncol, 2019, 37 (15_suppl): 4003.

[2] ZHENG Y, TU X, ZHAO P, et al. A randomised phase II study of second-line XELIRI regimen versus irinotecan monotherapy in advanced biliary tract cancer patients progressed on gemcitabine and cisplatin. Br J Cancer, 2018, 119 (3): 291-295.

[3] CAPARICA R, LENGELÉ A, BEKOLO W, et al. FOLFIRI as second-line treatment of metastatic biliary tract cancer patients. Autops Case Rep, 2019, 9 (2): e2019087.

[4] DEMOLS A, BORBATH I, VAN DEN EYNDE M, et al. Regorafenib after failure of gemcitabine and platinum-based chemotherapy for locally advanced/metastatic biliary tumors: REACHIN, a randomized, double-blind, phase II trial. Ann Oncol, 2020, 31 (9): 1169-1177.

[5] LE DT, DURHAM JN, SMITH KN, et al. Mismatch repair deficiency predicts response of solid tumors to PD-1 blockade. Science, 2017, 357 (6349): 409-413.

[6] SUBBIAH V, LASSEN U, ÉLEZ E, et al. Dabrafenib plus trametinib in patients with BRAF V600E-mutated biliary tract cancer (ROAR): A phase 2, open-label, single-arm, multicentre basket trial. Lancet Oncol, 2020, 21 (9): 1234-1243.

[7] ABOU-ALFA GK, MACARULLA T, JAVLE MM, et al. Ivosidenib in IDH1-mutant, chemotherapy-refractory cholangiocarcinoma (ClarIDHy): A multicentre, randomised, double-blind, placebo-controlled, phase 3 study. Lancet

胆道恶性肿瘤的系统治疗

Oncol, 2020, 21 (6): 796-807.

[8] KIM RD, KIM DW, ALESE OB, et al. A phase Ⅱ study of nivolumab in patients with advanced refractory biliary tract cancers (BTC). J Clin Oncol, 2019, 37 (15_suppl): 4097.

[9] LIN JZ, SHI WW, ZHAO SH, et al. Lenvatinib plus checkpoint inhibitors in patients (pts) with advanced intrahepatic cholangiocarcinoma (ICC): Preliminary data and correlation with next-generation sequencing. J Clin Oncol, 2018, 36 (4_suppl): 500.

[10] ABOU-ALFA GK, SAHAI V, HOLLEBECQUE A, et al. Pemigatinib for previously treated, locally advanced or metastatic cholangiocarcinoma: A multicentre, open-label, phase 2 study. Lancet Oncol, 2020, 21 (5): 671-684.

[11] JAVLE M, LOWERY M, SHROFF RT, et al. Phase Ⅱ study of BGJ398 in patients with FGFR-altered advanced cholangiocarcinoma. J Clin Oncol, 2018, 36 (3): 276-282.

[12] YOO C, KIM KP, JEONG JH, et al. Liposomal irinotecan plus fluorouracil and leucovorin versus fluorouracil and leucovorin for metastatic biliary tract cancer after progression on gemcitabine plus cisplatin (NIFTY): A multicentre, open-label, randomised, phase 2b study. Lancet Oncol, 2021, 22 (11): 1560-1572.

[13] OHBA A, MORIZANE C, KAWAMOTO Y, et al. Trastuzumab deruxtecan (T-DXd; DS-8201) in patients (pts) with HER2-expressing unresectable or recurrent viliary tract cancer (BTC): An investigator-initiated multicenter phase 2 study (HERB trial). J Clin Oncol, 2022, 40(16_suppl): 4006.

[14] GOYAL L, MERIC-BERNSTAM F, HOLLEBECQUE A, et al. Updated results of the FOENIX-CCA2 trial: Efficacy and safety of futibatinib in intrahepatic cholangiocarcinoma (iCCA) harboring *FGFR2* fusions/rearrangements. J Clin Oncol, 2022, 40(16_suppl): 4009.

[15] LORIOT Y, SCHULER M, IYER G, et al. Tumor agonostic efficacy and safety of erdafitinb in patiens with advanced solid tumors with prespecified fibroblast growth factor receptor alterations in RAGNAR: Interim analysis results. J Clin Oncol, 2022, 40(16_suppl): 3007.

［16］ JAVLE MM, ABOU-ALFA GK, MACARULLA T, et al. Efficacy of derazantinib in intrahepatic cholangiocarcinoma patients with FGFR2 mutations or amplifications: Interim results from the phase 2 study FIDES-01. J Clin Oncol, 2022, 40(4_suppl): 427.

［17］ JAVLE M, BORAD MJ, AZAD NS, et al. Pertuzumab and trastuzumab for HER2-positive, metastatic biliary tract cancer (MyPathway): A multicentre, open-label, phase 2a, multiple basket study. Lancet Oncol, 2021, 22 (9): 1290-1300.

［18］ SCHRAM AM, O'REILLY EM, O'KANE GM, et al. Efficacy and safety of zenocutuzumab inadvanced pancreas cancer and other solid tumors harboring NRG1 fusions. J Clin Oncol, 2021, 39(15_suppl): 3003.

［19］ ZHOU J, SUN Y, ZHANG W, et al. Phase Ib study of anlotinib combined with TQB2450 in pretreated advanced biliary tract cancer and biomarker analysis. Hepatology, 2023, 77 (1): 65-76.

［20］ XU J, BAI Y, SUN H, et al. A single-arm, multicenter, open-label phase 2 trial of surufatinib in patients with unresectable or metastatic biliary tract cancer. Cancer, 2021, 127 (21): 3975-3984.

［21］ SUBBIAH V, CASSIER PA, SIENA S, et al. Pan-cancer efficacy of pralsetinib in patients with RET fusion-positive solid tumors from the phase 1/2 ARROW trial. Nat Med, 2022, 28 (8): 1640-1645.

［22］ SUBBIAH V, WOLF J, KONDA B, et al. Tumour-agnostic efficacy and safety of selpercatinib in patients with RET fusion-positive solid tumours other than lung or thyroid tumours (LIBRETTO-001): A phase 1/2, open-label, basket trial. Lancet Oncol, 2022, 23 (10): 1261-1273.

附：胆道恶性肿瘤系统治疗的参考方案

方案 / 药物	用法
卡培他滨	卡培他滨每次 1 250mg/m^2，每日 2 次，口服，d1~14 每 3 周重复，共 24 周
替吉奥	替吉奥每次 40mg/m^2，每日 2 次，口服，d1~28 每 6 周重复，共 24 周
GP	吉西他滨 1 000mg/m^2 静脉滴注 30min，d1、d8 顺铂 25mg/m^2 静脉滴注，d1、8 每 3 周重复
GS	吉西他滨 1 000mg/m^2 静脉滴注 30min，d1、d8 S-1 每日 2 次，口服，d1~14 S-1 剂量：体表面积（BSA）<1.25m^2 60mg/d，BSA=1.25~1.50m^2 80mg/d，BSA>1.50m^2 100mg/d 每 3 周重复

胆道恶性肿瘤系统治疗的参考方案（续）

方案 / 药物	用法
XELOX	卡培他滨每次 $1\,000\text{mg/m}^2$，每日 2 次，口服，d1~14 奥沙利铂 130mg/m^2 静脉滴注 >2h，d1 每 3 周重复
mFOLFOX	奥沙利铂 85mg/m^2 静脉输注 2h，d1 LV 350mg/m^2 静脉输注 2h，d1 5-FU 400mg/m^2 静脉推注，d1，然后 $1\,200\text{mg/}(\text{m}^2\cdot\text{d})\times2\text{d}$ 持续静脉输注 （总量 $2\,400\text{mg/m}^2$，输注 46~48h） 每 2 周重复
GEMOX	吉西他滨 $1\,000\text{mg/m}^2$ 静脉滴注 30min，d1、d8 奥沙利铂 100mg/m^2 静脉输注 2h，d1 每 3 周重复
GEMCAP	吉西他滨 $1\,000\text{mg/m}^2$ 静脉滴注 30min，d1、d8 卡培他滨每次 $1\,250\text{mg/m}^2$，每日 2 次，口服，d1~14 每 3 周重复

胆道恶性肿瘤的系统治疗

胆道恶性肿瘤系统治疗的参考方案（续）

方案 / 药物	用法
吉西他滨 + 顺铂 + 白蛋白紫杉醇	吉西他滨 1 000mg/m² 静脉滴注 30min，d1、d8 顺铂 25mg/m² 静脉滴注，d1、d8 白蛋白紫杉醇 125mg/m² 静脉滴注，d1、d8 每 3 周重复
Nal-IRI + 5-FU + 亚叶酸钙	Nal-IRI 70mg/m² 静脉滴注，d1 5-FU 2 400mg/m² 持续静脉输注，d1~2 亚叶酸钙 400mg/m² 静脉滴注，d1 每 2 周重复
度伐利尤单抗 + 吉西他滨联合顺铂	度伐利尤单抗 1 500mg 静脉滴注，d1 吉西他滨 1 000mg/m² 静脉滴注 30min，d1、d8 顺铂 25mg/m² 静脉滴注，d1、d8 每 3 周重复
帕博利珠单抗 + 吉西他滨联合顺铂	帕博利珠单抗 200mg 静脉滴注 ,d1 吉西他滨 1 000mg/m² 静脉滴注，d1、d8 顺铂 25mg/m² 静脉滴注，d1、d8 每 3 周重复

胆道恶性肿瘤系统治疗的参考方案（续）

方案 / 药物	用法
卡瑞利珠单抗联合 GEMOX	卡瑞利珠单抗 3mg/kg 静脉滴注，d1、d15 吉西他滨 800mg/m² 静脉滴注 30min，d1、d15 奥沙利铂 85mg/m² 静脉输注 2h，d2、d16 每 4 周重复
帕博利珠单抗	200mg，静脉滴注，每 3 周重复
纳武利尤单抗	3mg/kg 或 240mg/ 次，静脉滴注，每 2 周重复
德曲妥珠单抗 （T-DXd，DS-8201）	5.4mg/kg，静脉滴注，每 3 周重复
帕妥珠单抗 + 曲妥珠单抗	帕妥珠单抗 840mg 首次剂量，420mg，静脉滴注，每 3 周重复 曲妥珠单抗 8mg/kg 首次剂量，6mg/kg，静脉滴注，每 3 周重复
Zenocutuzumab	750mg，静脉滴注，每 2 周重复
恩曲替尼	600mg，口服，每日 1 次

胆道恶性肿瘤系统治疗的参考方案（续）

方案 / 药物	用法
拉罗替尼	100mg，口服，每日 2 次
达拉非尼 + 曲美替尼	达拉非尼 150mg，口服，每日 2 次 曲美替尼 2mg，口服，每日 1 次
艾伏尼布	500mg，口服，每日 1 次
佩米替尼	13.5mg，口服，每日 1 次，d1~14，每 3 周重复
Futibatinib	20mg，口服，每日 1 次
Erdafitinib	8mg，口服，每日 1 次
Derazantinib	300mg，口服，每日 1 次
安罗替尼	12mg，口服，每日 1 次，d1~14，每 3 周重复
索凡替尼	300mg，口服，每日 1 次

7　胆道恶性肿瘤的随访

内容	Ⅰ级推荐	Ⅱ级推荐	Ⅲ级推荐
早期根治术后	2 年以内，每 3 个月随访 1 次 2~5 年，每 6 个月随访 1 次 5 年后，随访时间可以延长至每年 1 次	对于术前 CEA 和 CA19-9 升高的患者，若实验室检查发现两者或单一指标升高，可以随时安排临床检查	
	随访内容： 临床检查 血液检测（血常规、血生化、肿瘤指标 CEA、CA19-9） 胸腹盆 CT 或胸部 CT、腹部 MR 扫描		
晚期或不可切除姑息性治疗随访	在接受全身或局部治疗期间，按评价疗效要求或根据并发症，每 8~12 周随访 1 次 CA19-9 和 CEA 用于病情监测 胸腹盆 CT 或胸部 CT、腹部 MR 扫描		

胆道恶性肿瘤的随访

8　附录

8.1　腹盆平扫及增强 CT 的推荐参数及图像后处理重建方法

CT 扫描机型：64 排薄层探测器以上的螺旋 CT，以达到血管 CT 成像的扫描速度和薄层图像的快速采集。

扫描参数：仰卧位扫描，行平扫期、动脉期、门脉期及延迟期 4 期扫描。扫描 4 期均包括腹部范围，其中平扫期和门脉期扫描增加覆盖盆腔范围。

增强扫描：采用浓度为 300mg/ml 以上的非离子型碘对比剂，根据体重来计算剂量。由自动高压注射器经前臂静脉进行团注，速率为 3~5ml/s。注药后启动扫描，一般采用阈值监测的方法触发，按动脉期延迟约 20s、门脉期延迟约 45s 及延迟期延迟约 80s 来扫描获取各期图像。

图像重建处理：原始图像经选择适当的卷积核由机器自动重建，产生各期相的 1mm 的薄层图像和 5mm 的常规层厚的腹部图像。将 1mm 层厚的动脉期、门脉期及延迟期图像传至后处理工作站，根据显示病变、胰胆管、动脉及门脉等重要结构的需要，进行不同方法及不同角度的图像重建。对于胆管的病变，推荐利用门脉期的薄层图像、平行于和垂直于病变的方向进行多平面重建，以清晰直观地显示胆管受累情况。

8.2　腹部 MRI 平扫及增强、MRCP 的推荐序列

MRI 扫描机型：1.5T 场强以上，配合体部表面 12 通道以上相控阵线圈。

MRI 扫描方位及序列：

平扫序列：

横断面呼吸触发快速自旋回波压脂 T_2WI 序列（呼吸不均匀者可选用屏气压脂 T_2WI 序列）。

横断面快速梯度回波水 - 脂同反相位（双回波）T_1WI 屏气采集序列。

横断面扩散成像序列（DWI 序列）。

冠状面单次激发快速自旋回波 T_2WI 屏气采集序列。

增强扫描，以 2~3ml/s 的流率注射常规剂量钆对比剂，动态扫描需配合磁共振室兼容的高压注射器进行：

动态增强序列：横断面快速梯度回波三维 T_1WI 动态容积屏气采集序列。

冠状面增强图像：接在动态增强序列后面。

横断面延迟图像：根据不同的细胞特异性对比剂来设置延迟时间。

MRCP 不宜单独进行，应结合腹部 MRI 平扫和 / 或三维动态增强扫描技术，以获得相互参考图像的效果。MRCP 包括的成像方位及序列为：单次激发厚层块二维重 T_2 MRCP 序列，以及呼吸触发快速自旋回波三维重 T_2 MRCP 序列。

8.3 肝功能 Child-Pugh 分级

临床生化指标	1 分	2 分	3 分
肝性脑病（级）	无	1~2	3~4
腹水	无	轻度	中、重度
总胆红素（μmol/L）	<34	34~51	>51
白蛋白（g/L）	>35	28~35	<28
凝血酶原时间延长（s）	<4	4~6	>6

注：*Child-Pugh 分级：A 级，5~6 分；B 级，7~9 分；C 级，≥ 10 分。

8.4　ECOG PS 评分标准

级别	体力状态
0	活动能力完全正常，与起病前活动能力无任何差异
1	能自由走动及从事轻体力活动，包括一般家务或办公室工作，但不能从事较重的体力活动
2	能自由走动及生活自理，但已丧失工作能力，日间不少于一半时间可以起床活动
3	生活仅能部分自理，日间一半以上时间卧床或坐轮椅
4	卧床不起，生活不能自理
5	死亡

8.5 胆道恶性肿瘤的癌前病变术语汇总

中文名称	英文名称	ICD-O 编码
高级别胆管上皮内瘤变	biliary intraepithelial neoplasm with high-grade dysplasia	8148/2
低级别胆管上皮内瘤变	biliary intraepithelial neoplasm with low-grade dysplasia	8148/0
导管内乳头状肿瘤伴高级别上皮内瘤变	intraductal papillary neoplasm with high-grade intraepithelial neoplasia	8503/2
导管内乳头状肿瘤伴低级别上皮内瘤变	intraductal papillary neoplasm with low-grade intraepithelial neoplasia	8503/0
黏液性囊性肿瘤伴高级别上皮内瘤变	mucinous cystic neoplasm with high-grade intraepithelial neoplasia	8470/2
黏液性囊性肿瘤伴低级别上皮内瘤变	mucinous cystic neoplasm with low-grade intraepithelial neoplasia	8470/0

8.6 胆道恶性肿瘤主要的病理学类型汇总

中文名称	英文名称	ICD-O 编码
胆管癌	cholangiocarcinoma	8160/3
胆囊癌	gallbladder cancer	8148/0
腺癌	adenocarcinoma	8140/3
细胆管癌（肝内）	cholangiolocarcinoma CLC	8503/0
导管内（囊内）乳头状肿瘤伴有浸润性癌	intraductal (intracystic) papillary neoplasm with an associated invasive carcinoma	8503/3
透明细胞癌	clear cell adenocarcinoma	8310/3
黏液腺癌	mucinous adenocarcinoma	8480/3
印戒细胞癌	signet-ring cell carcinoma	8190/3
低黏附性癌	poorly cohesive carcinoma	8490/3
鳞状细胞癌	squamous cell carcinoma	8070/3

胆道恶性肿瘤主要的病理学类型汇总（续）

中文名称	英文名称	ICD-O 编码
腺 - 鳞状细胞癌	adenosquamous carcinoma	8560/3
未分化癌	undifferentiated carcinoma	8020/3
神经内分泌癌	neuroendocrine carcinoma（NEC，G_3）	8041/3
小细胞神经内分泌癌	small cell neuroendocrine carcinoma（NEC，G_3）	8041/3
大细胞神经内分泌癌	large cell neuroendocrine carcinoma（NEC，G_3）	8013/3
混合性腺 - 神经内分泌癌	mixed adenoneuroendocrine carcinoma	8244/3
混合型神经内分泌 - 非神经内分泌肿瘤	mixed neuroendocrine-non-neuroendocrine neoplasm（MiNEN）	8154/3